老年常见疾病临床护理学

马 平 等主编

江西科学技术出版社

图书在版编目（CIP）数据

老年常见疾病临床护理学 / 马平等主编 . -- 南昌：江西科学技术出版社，2019.5 （2021.1重印）

ISBN 978-7-5390-6794-0

Ⅰ.①老… Ⅱ.①马… Ⅲ.①老年病－常见病－护理

Ⅳ.①R473

中国版本图书馆 CIP 数据核字(2019)第 079063 号

国际互联网（Intemet）地址：
http://www.jxkjcbs.com
选题序号：ZK2019023
图书代码：B19045-102

老年常见疾病临床护理学　　　　　　　　　　马平　等主编

出版发行	江西科学技术出版社
社址	南昌市蓼洲街2号附1号
	邮编：330002　电话：(0791) 86623491　86639342（传真）
印刷	三河市元兴印务有限公司
经销	各地新华书店
开本	787mm×1092mm　1/16
字数	220千字
印张	10
印数	2000册
版次	2019年5月第1版　第1次印刷
	2021年1月第1版　第2次印刷
书号	ISBN 978-7-5390-6794-0
定价	48.00元

赣版权登字-03-2019-258

前　　言

随着全球科学技术日新月异和社会经济的迅速发展。人类平均寿命不断延长。当前，我国面临着人口老化和人口总量过多的双重压力，人口老龄化所带来的社会问题日益增多。面对老龄化社会的迅速到来，如何延缓衰老，延长老年人生活自理的年限，提高其生命质量，实现健康老龄化，已成为全球关注的社会问题，对护理提出了严峻的挑战。为此，我们组织护理相关专家编写了《老年常见疾病临床护理学》一书。

本书以现代整体护理观为指导，以维护老年人的身心健康为中心，以提高老年人的生活质量为目标，以满足老年人的健康需求为目的，以解决老年人常见的健康问题及疾病护理为重点，通过参阅大量国内外有关老年护理的专著、文章及教材，请教临床一线的老年护理专家，走访多家养老机构，结合多年来丰富的教学经验，编写成了《老年常见疾病临床护理学》。本书主要包括以下内容：慢性疼痛、老年糖尿病、老年期痴呆、老年呼吸系统疾病护理、老年神经系统疾病护理、老年泌尿系统疾病护理。

本书编写时间紧，且编者的能力和水平有限，难免存在错误与疏漏，恳请专家和护理界同仁提出宝贵的意见和建议，以便我们修正。

目　　录

第一章　慢性疼痛

第一节　慢性疼痛概述

一、定义

1986年国际疼痛学会将疼痛定义为"一种与实际的或潜在的损害有关的不愉快的情绪体验"。而慢性疼痛指持续一个月以上（以前为三个月或半年）的疼痛，也有人把慢性疼痛比喻为一种不死的癌症。慢性疼痛主要表现"三联征"：疼痛、睡眠与情绪障碍。随着老龄人口的增多和生活节奏的加快，在65岁以上的老年人群中，约80%患者至少有一种慢性疾病较其他年龄阶段的人群更易诱发疼痛，故各种疼痛的发病率升高。

二、流行病学数据

流行病学研究表明，有慢性疼痛病史者可占人口的25%～30%，而老年慢性疼痛患者占老年患者人口的50%～75%。其中半数以上患者部分或全部丧失生活、工作能力可达数周、数月、数年，或者导致永久性的伤残，给患者、家庭、社会造成了极大的负担。一项调查显示，在发达国家65岁以上的人口已经占到了17.5%，预计2050年将达到36.3%。

第二节　慢性疼痛的危险因素

一、病因

（一）颈椎病

颈椎的一种劳损退变疾患，与长期的颈部动作不正确有关。严重者可以压迫通向上肢的神经根或通向脑子的椎动脉，引起臂至指的酸、麻、痛或眩晕耳鸣，甚至压迫脊髓和神经中枢，从而导致患者四肢无力、走路不稳。

（二）腰椎间盘突出症

在腰椎病中发病率最高，由于髓核不同程度的退行性改变，在各种外力作用下，椎间盘的纤维环破裂，髓核组织从破裂之处突出，使相邻神经根、脊髓等遭受刺激或压迫，引起腰痛、一侧或双侧下肢疼痛、麻木等症状，甚至大小便失禁，瘫痪。

（三）腰椎骨质增生

随着年龄的增长，腰椎及周围软组织产生退行性病变。由于软组织病变、肌肉的牵拉或撕脱、出血、血肿，日久便形成刺状的骨质增生；骨刺的形成又对软组织产生机械性的刺激，压迫神经导致神经根水肿变形，引起腰部酸痛。

（四）关节痛

由骨关节炎、类风湿性关节炎、关节外伤、化脓性关节炎、结核性关节炎以及发热性疾病等致，表现为关节疼痛、红肿、炎症、活动受阻和功能受限。轻者因疼痛影响活动与睡眠，重者严重影响劳动与生活料理。

（五）癌症

癌痛是由于恶性肿瘤破坏患者机体组织、刺激神经引起的疼痛，多出现于中、晚期患者。

（六）截肢

截肢痛是截肢后出现的残端疼痛，常在伤口愈合后一段时间才出现，多为神经性痛，由于残端瘢痕中的神经瘤引起。

二、分类

（一）躯体痛

可能是老年人最常见的疼痛原因，包括颈椎和腰椎关节强直，腰椎的压缩性骨折，髋关节和膝关节的骨关节炎等。

（二）神经痛

如带状疱疹、三叉神经痛、截肢后的患肢痛、坐骨神经痛、中风后的丘脑痛以及外周神经病变导致的神经源性痛等。

（三）内脏痛

腹腔管状结构梗阻而引起的绞痛随时间呈规律性地增强或减弱，常见原因可能是输尿管或胆总管狭窄、粪块阻塞、结石或感染等。

（四）癌性疼痛

恶性肿瘤破坏患者机体组织，刺激神经引起的疼痛，多出现于中、晚期患者。如癌转移到椎骨或肋骨后，侵犯脊神经根或肋间神经，以及癌浸润到胸膜、腹膜或骨膜均可产生剧烈的疼痛。

（五）慢性头痛

慢性头痛是一种常见的自觉症状，其病因多种多样，非常复杂。有偏头痛、紧张性头痛、丛集性头痛等。老年人慢性头痛的原因大多系颈椎病变所致，长期慢性劳损引起椎间盘变性、椎体退行性病变、骨赘形成，甚至椎间孔狭窄。

三、危害

世界疼痛大会将疼痛确认为继呼吸、脉搏、体温和血压之后的"人类第5大生命指征"，其重要性可见一斑。

慢性持续的疼痛对机体的损害是多系统多方面的。身体方面，疼痛可抑制免疫系统，导致机体对体内外不良刺激、组织变异等的监控和调节能力降低或消失而容易生病；疼痛还可影响自主神经功能，出现失眠、焦虑、食欲缺乏、便秘、性功能低下；精神心理方面，老年慢性疼痛与抑郁症之间有着明显的相关性。例如，生活于正常环境中的老年人，多担负着诸多家务活动，一旦慢性疼痛程度加重，限制其家务劳动，日常活动能力受限，即可产生悲观情绪，甚至怀疑自身存在的价值，最终导致抑郁症。即慢性疼痛活动功能障碍——限制其日常活动能力——抑郁症。老年人源于对疼痛的害怕而引起行为的改变，使患者的生活活动能力降低，严重影响生活质量。

第三节　慢性疼痛的评估

疼痛评估应该始于治疗开始之前，贯穿于整个治疗过程之中，并持续于治疗之后。慢性疼痛是一种主观感觉，由多种因素造成及影响，所以有必要从多方面进行评估。包括疼痛的原因、部位、程度、性质、患者对疼痛的感受程度等。首先是疼痛原因的医学评估，主要依靠病史。详细的病史可提供慢性疼痛的可能发病机制、病理生理状况、情感和心理状况的重要信息。

对于疼痛的程度及患者对疼痛的感受程度，常用的评估方法如下：

一、目测类比测痛法

目测类比测痛法（VAS）是用来测定疼痛的幅度和强度的方法，它是由一条100毫米的直线组成。此直线可以是横线或竖直线，线左端（或上端）表示无痛，线右端（或下端）表示无法忍受的痛，患者将自己感受的疼痛强度以"Ⅰ"标记在这条直线上，线左端（上端）至"Ⅰ"之间的距离（毫米）为该患者的疼痛强度。每次测定前，让患者在未有画过的直线上再做标记，以避免患者比较前后标记而主观产生的误差。

二、数字疼痛评分法

数字疼痛评分法是用数字计量评测疼痛的幅度或强度。数字范围为0～10。0代表"无痛"，10代表"无法忍受的痛"，患者选择一个数字来代表他自觉感受的痛。无痛=0、1、2、3、4、5、6、7、8、9、10=无法忍受的痛。

第四节　慢性疼痛的康复治疗

一、美国老年学会的重要建议

美国老年学会对老年人慢性疼痛的处理提出10条重要建议如下：

（1）缓解疼痛是首要考虑的：无论何时，当您感到疼痛时，寻找疼痛缓解的治疗方法和确定其原因一样重要。

（2）请详细向医生描述疼痛，以便让医生评估疼痛的严重程度。

（3）消炎止痛药物不能作为常规使用。非甾体的消炎止痛药物，如布洛芬和阿司匹林对老年患者会产生明显的不良反应，如消化道不良反应等。

（4）对轻度至中度的肌肉骨骼疼痛，首先考虑用乙酰氨基酚（泰诺林）治疗。

（5）对重度的疼痛，可使用麻醉性镇痛剂。镇痛剂对缓解中度至重度的疼痛，止痛作用是肯定的。不过，由于患者体质及个体对药物反应的差异，选用此类药物，还必须由医生开处方并判定药物的疗效。

（6）对神经病理疼痛，医生往往运用某些非镇痛剂类的药物，暂时性导致病痛的消失，这类患者需医生的密切观察。

（7）不能单独依靠药物止痛。非药物治疗，包括对患者的健康教育、康复训练及其他相关项目，也可以配合药物治疗单独或联合运用。

（8）当疼痛持续存在时，可考虑运用多种缓解疼痛的综合方法，以达到缓解患者疼痛的目的。

（9）严格控制获得麻醉性镇痛剂的途径。由于麻醉性镇痛剂对患者会形成药物依赖性，因此应该控制该种药物获得的途径。

（10）疼痛个体的健康教育。

二、康复治疗

（一）物理治疗

1.电刺激镇痛疗法

电刺激的强度为一般感觉阈，有舒适感，无疼痛和明显肌肉收缩；包括经皮神经电刺激疗法（TENS）、经皮脊髓电刺激疗法、脊髓刺激疗法等。

2.热疗

可以提高痛阈，减少肌肉痉挛；热疗可扩张血管，增加血液循环，促进炎症吸收；常用的方法有蜡疗、光疗，如红外线、激光等。

3.冷疗

可以降低肌张力，减慢肌肉内神经传导速度，从而减轻原发骨关节病变所致的肌肉痉挛；有些严重疼痛病例，热疗和冷疗可交替使用，比单用一种疗效好。

4.运动疗法

采用主动和被动运动，改善运动组织（肌肉、骨骼、关节、韧带等）的血液循环和代谢，减缓疼痛。

5.关节松动术

应用手法使关节的骨端能在关节囊和韧带等软组织的弹性所限范围内发生移动，包括推动、牵拉和旋转。主要作用是通过生物力学与神经反射作用而达到止痛效果。

（二）心理治疗

心理治疗能减少止痛药的服用量，缓解疼痛，改善机体功能。在药物和物理治疗的同时，我们通过与患者的交流，了解其社会文化背景，以判断其情绪、气质、认知对疼痛的影响，消除对治疗的不利因素。向患者说明治疗疼痛的基本原则，鼓励坚持锻炼，引导患者正确看待所发生的事情和身体感觉，重建对问题的认识与看法，改变对疼痛的反应，提高疼痛的阈值。

（三）传统医学

针灸可以减轻或缓解疼痛，推拿和按摩有助于肌肉的放松，改善异常收缩，纠正关节的紊乱，减轻活动时的疼痛。

（四）神经阻滞疗法

通过阻断痛觉的神经传导通路，改善血液循环、抗炎等达到镇痛目的。常用方法有经皮用药、痛点注射、腱鞘内注射、关节内注射、椎管内硬膜外给药、神经根封闭等。

慢性疼痛不仅是生理性疾病，也是心理及社会性疾病。关爱老人，关注老年人的疼痛问题。给他们以理解、安慰与合理的治疗。让每一位老人每一天都能感受到来自亲人、朋友和社会的温暖；让他们每一天都能少一分痛苦，多一点幸福；让他们每一天都能在欢乐与笑声中度过。

第五节　慢性疼痛的护理

一、护理诊断

疼痛与原发病及机体老化有关。

二、护理措施

（一）一般护理

1.休息与活动

运动锻炼对于缓解老年人慢性疼痛非常有效。运动锻炼能改善全身血液循环，调节情绪，振奋精神，缓解抑郁症状，还可以增强骨承受负荷及肌肉牵张的能力，促进钙的吸收，减缓骨质疏松的进程，恢复身体的协调和平衡。骨折和手术后疼痛的老年人早期宜卧床休息，非疼痛部位第2日即可活动。

2.饮食护理

针对疼痛的原发病指导患者的饮食营养。心绞痛、糖尿病、脑卒中、痛风引起的疼痛患者，宜低盐低脂、低胆固醇、低热能清淡饮食，禁烟酒。骨关节疾病疼痛者宜高钙、高维生素、高蛋白饮食。手术后疼痛患者饮食宜清淡，忌辛辣刺激饮食。骨关节病患者无痛风时可每日饮小量酒。

（二）对症护理

积极治疗原发病，去除致痛原因。如炎症性疼痛积极抗感染；骨折疼痛，应采取复位、止血、包扎、固定等措施；胸腹部手术后咳嗽引起伤口疼痛，应协助患者按压伤口后再鼓励咳痰和深呼吸等；因寒冷出现的疼痛一般为类风湿性关节炎，关节局部可给予热水袋热敷以促进血液循环。

（三）用药护理

药物止痛是临床解除疼痛的主要手段，止痛药分为非麻醉性和麻醉性两大类。非麻醉性止痛药如阿司匹林、布洛芬等，具有解热止痛功效，用于中等程度的疼痛，如牙痛、关节痛、头痛等，但大多对胃黏膜有刺激，可引起溃疡出血，宜饭后服用。麻醉性止痛药如吗啡、哌替啶等，用于难以控制的疼痛，止痛效果好，但易引起成瘾性和呼吸抑制，呼吸功能不良的老年人避免使用。长期服用阿片类药物导致的便秘可选用麻仁丸等中药。外用膏贴剂一般使用24～48小时药效消失，局部皮肤可引起皮疹或水疱，告知患者停止使用后即可恢复。

（四）心理护理

尊重并接受患者对疼痛的反应，建立良好的护患关系；解释疼痛的原因，介绍减轻疼痛的措施，有助于减轻患者焦虑、恐惧等负性情绪，从而缓解疼痛压力；鼓励患者参加有兴趣的活动，看报、听音乐、聊天、深呼吸、放松按摩等方法能分散患者对疼痛的注意力，以减轻疼痛；尽可能地满足患者对舒适的需要，如帮助变换体位，减少压迫；做好各项清洁卫生护理；保持室内环境舒适等；做好患者家属的工作，争取家属的支持和配合。

第二章　老年糖尿病

第一节　老年糖尿病的诊断与治疗

全球的糖尿病患病率正逐年上涨，与此同时人口的老龄化日趋显著，老年糖尿病患者的人数正急剧增加。老年糖尿病有其独特的临床特点，而且老年人常常同时患有多种疾病和服用多种药物，社会活动和经济状况也和青年人大不相同，因此诊断和治疗有其特殊性，致残致死率高，老年糖尿病正日益受到大家重视。

一、流行病学

糖尿病全球的患病率明显升高，尤以老年糖尿病患者群为甚。调查显示65岁及以上人群中患病率为15%～20%，新诊断的占7%，65～74岁间糖尿病患病率增加200%，75岁以上增加400%。随着年龄增加，糖尿病患病率急剧升高。20～39岁人群中糖尿病以每年1%～2%的速度增加，而在60～74岁人群中则是20%的年增长率。流行病调查显示，意大利1992～1996年间65至84岁的人群中糖尿病患病率为12.8%。若根据美国糖尿病协会（ADA）1998年的诊断标准校正，老年人群的患病率还要增加至15.3%。在该人群中，中青年起病的占55.3%，65岁以后起病的占44.7%。美国糖尿病控制和预防中心的数据表明大约有20.9%的60岁以上老人患有糖尿病，患病的高峰在65～74岁，在此年龄段20%的男性和超过15%的女性患有糖尿病，超过75岁后患病率有所下降。

我国老年糖尿病的患病率为9.19%～20%，1997年北京60岁以上人群糖尿病标化的患病率为15.7%，其中60～69岁患病率为13.73%，70～79岁为19.08%，80岁以上为21.05%。2001年上海的调查显示60岁以上人群糖尿病的患病率是18.7%，北京解放军总院的结果显示60岁以上糖尿病平均患病率是28.7%，其中60～69岁为17.6%，70～79岁为30.2%，80岁以上为37.8%。2001~2002年青岛地区老年糖尿病的患病率为16.5%，远高于其他年龄段。天津市2011年的一项调查结果显示老年糖尿病的患病率为16.48%。由此可见，老年糖尿病患者群的迅猛增加已成为一个全球问题。

二、发病机制和病理生理

老年糖尿病患者群是异质性人群，包括非老年期起病和老年期起病。多数老年糖尿病为2型糖尿病，但近年来发现临床最初诊断为2型糖尿病的患者中，10%～25%患者的胰岛细胞特异性抗体为阳性。Pietropaolo等报道一组年龄在65岁或以上、临床诊断为2型糖尿病的患者，其中12%有GA-DA和（或）1A-2A阳性提示由胰岛自身免疫损伤所致的糖尿病也见于老年患者。

　　老年人更容易患糖尿病的机制目前尚未完全阐明，一般认为其发生是遗传因素和环境因素共同的作用。在老年糖尿患者群中基因的作用显著，有糖尿病家族史的个体随着年龄的增加，患病的概率增加。遗传因素可导致胰岛素原向胰岛素的转化发生障碍，也可引起胰岛素分子发生突变，或胰岛素受体基因缺陷等。其他因素也影响老年糖尿病的发生，如增龄、饮食结构的改变、激素的变化以及多种药物的影响。

　　老龄化的进程可以加速改变糖代谢的各个方面，如胰岛素分泌、胰岛素功能、肝糖原合成等，这些改变和患者的基因背景相互作用使老年人群的糖尿病发病率随着年龄增加。大于50岁的人群中，年龄每增加10年，空腹血糖上升0.06mmol/L，OGTT服糖后2小时血糖上升0.5mmol/L。

　　多项研究显示增龄本身并不是老年人群胰岛素抵抗的主要原因，但增龄与体重和脂肪组织增加，非脂肪组织减少相关，可能会影响胰岛素的信号传导。此外增龄所致的腹型肥胖可导致高胰岛素血症、胰岛素抵抗。老年人饮食结构的改变，脂肪成分增加和糖类减少，也可促进胰岛素抵抗的发生，通过改变饮食结构和增加运动来改善机体成分的比例可延缓胰岛素抵抗的发生就可说明这一点。HGP在糖代谢稳态过程中发挥重要作用，包括空腹和餐后血糖。正常人的肝脏对胰岛素十分敏感，当血浆胰岛素水平低于正常值时，HGP可被完全抑制，与年龄无关。EGIR报告显示，随着增龄HGP有下降的趋势，但在校正体重后这种差异消失。另有研究显示，老年糖尿病患者肝糖的输出并没有增加。因此在老年人群中肝脏的胰岛素抵抗并不是导致糖耐量异常的主要原因。骨骼肌是胰岛素介导血糖摄取的主要场所，而脂肪组织对胰岛素介导的血糖摄取相对较少，只占2%～3%。EGIR报告增龄与胰岛素介导的血糖利用减少相关，但校正BMI后无明显差异。而大量多中心研究显示增龄不能影响血糖的摄取，故目前增龄相关的胰岛素抵抗仍存在争议。增龄与脂肪增加相关，而腹部脂肪的增加又与胰岛素抵抗相关。故增龄引起的腹部脂肪堆积是老年人胰岛素抵抗的原因之一。肌肉收缩可以增加肌肉对血糖的利用，同时运动可以激活AMPK信号传导通路提高胰岛素敏感性。缺乏锻炼时老年人普遍存在的问题，增加有氧运动可很好的改善胰岛素抵抗。

　　在老年人群中精氨酸刺激胰岛素分泌比青年人减少48%，β细胞功能随着年龄增加而减退，胰岛素分泌也随之减少。正常情况下胰岛素分泌是脉冲式的，而老年人胰岛素脉冲分泌受损。研究显示β细胞对肠促胰激素的刺激反应在老年人是降低的，因此推测与增龄相关的肠促胰激素刺激的胰岛素分泌缺陷是导致老年人糖耐量异常的原因。虽然C肽水平在年龄上不存在差异，但IVGGT过程中老年人胰岛素分泌相对下降，老年人相对于年轻人第一时相胰岛素分泌减少46%，第二时相减少56%。糖耐量异常是增龄过程中的一个表现。上述证据显示靶组织，对胰岛素敏感性的下降和胰岛β细胞不适当的功能下降导致糖代谢紊乱，进而发展为糖尿病。

三、临床特征和并发症

（一）临床特征

由于老年人肾糖阈增高，故尿糖多不敏感；渴感中枢功能下降，认知功能和反应下降等，导致典型的三多一少（烦渴、多饮、多食、多尿、体重下降等），但症状不明显，50%以上的患者没有此典型症状，多数患者往往是由于常规查体发现血糖升高。即使有症状也不典型，易与其他系统疾病混淆，造成诊断延误。有些患者是以非酮症性高渗昏迷、脑卒中或心肌梗死等并发症初次就诊。此外，肌无力、视物模糊、泌尿系感染、关节疼痛、抑郁等也常是老年糖尿病的首发症状。突然发生的体温过低、恶性外耳炎、泌尿系感染导致肾乳头坏死，认知功能迅速减退等都可出现在老年糖尿病个体。

糖尿病排在引起老年人死亡的原因第6位，但实际上是老年人群最常见的致残致死原因，患有糖尿病的老人死亡的风险是相同年龄组没有糖尿病的老年人的2倍，这主要是因为糖尿病引起的大血管病变和微血管病变。

（二）心血管事件

2型糖尿病患者40%～50%死于冠心病。传统的危险因素：高血压、血脂异常、吸烟和糖尿病仍然贯穿整个老年时期。UKPDS研究显示严格控制血压可以降低24%的糖尿病相关终点、44%卒中，32%糖尿病相关死亡事件、34%肾衰竭、47%视力下降的风险。HbAlc每下降1%，心肌梗死减少14%，21%任何糖尿病相关终点。在一项包括了10000名45～79岁受试者的队列研究结果显示心血管疾病的风险和任何原因的死亡随着HbAlc的升高而增加。

（三）糖尿病微血管病变

糖尿病视网膜病变是造成失明的主要原因，其主要预测因子是病程。严格的血糖控制可降低糖尿病视网膜病变的患病率76%。任何一心血管事件的危险因素都是糖尿病视网膜病变的危险因素，如高血压。65岁以上的糖尿病患者发生白内障和青光眼的风险是非糖尿病患者的2～3倍。因此一旦确诊糖尿病就行眼底检查，良好的血糖、血压的控制有益于预防和延缓糖尿病视网膜病变。

糖尿病神经病变包括周围神经病变、多神经病变和自主神经病变。手套袜子样感觉异常在老年患者中较常见，远端的感觉异常会造成糖尿病足。自主神经病变虽然无疼痛感，但与生活质量密切相关。

糖尿病肾病可迅速发展，危险因子包括：血糖控制不佳、高血压、病程长、男性、高总胆固醇和吸烟。老年人还有其他一些危险因素：造影剂、神经毒性药物、心力衰竭。血糖控制和ACEI有助于尿蛋白的控制。

（四）脑血管事件和痴呆、抑郁

卒中是糖尿病患者比较担心的事件，全球糖尿病患者发生卒中的风险升高3倍。卒中是导致活动障碍的高风险因素，预测因素包括高血压、房颤、糖尿病或有脑血管事件的病史。脑血管事件的致死率在糖尿病患者中明显升高，特别是在急性期。严格的血压控制对预防卒中有积极的意义。

老年糖尿病患者发生抑郁和各种神经精神症状的概率明显高于非糖尿病患者。认知功能下降在糖尿病患者中非常明显，这与病程和血糖控制相关。在脑血管事件（多发性腔隙性脑梗死和出血）后3个月内血管性痴呆可造成认知功能急剧恶化，糖尿病使血管性痴呆的危险性升高2～8倍。糖尿病患者伴有高收缩压和血脂异常更易患有Alzheimer病。良好的血糖控制可减缓认知功能的恶化。值得注意的是认知功能的下降可导致患者血糖不易达标，增加用药剂量和种类；若患者遗忘自己已经服药可出现重复服药，使低血糖的风险加大。

抑郁在老年人群中多见但不是单单在糖尿病患者中，易与认知障碍和痴呆混淆。病史可以有所帮助，如对过去的事不停地抱怨，常处于情绪低落状态或有负罪感等。一旦发现应给予适当的看护。研究表明糖尿病患者抑郁发生的风险是非糖尿病患者的2倍，而且是独立于年龄、性别和目前的其他疾病。抑郁可导致患者血糖控制不佳和依从性下降。由于老年人更容易出现上述问题，故建议在确诊糖尿病的同时进行功能评估，以便更好地控制血糖和治疗相关疾病。

（五）低血糖事件

老年糖尿病患者的低血糖是严重的，有时甚至是致命的。在该人群中应正确评估低血糖风险和血糖正常所带来的益处的平衡。老年糖尿病患者症状往往不典型，而且，常常与自主神经病变以及认知缺陷相混淆，从而导致受伤或骨折。除药物因素外还有其他一些原因造成老年人低血糖频繁发作。老年人分泌对抗调节的激素能力受损，特别是胰高血糖素，同时他们的感知力下降，意识不到低血糖的一些"警告"症状，即使他们受到过这方面的教育。同时发生低血糖时他们的运动功能受损，是他们不能采取有效的方法去纠正低血糖状态。减少严重低血糖事件需要对老龄患者进行教育提高他们对低血糖早期症状的认识。

四、诊断和筛查

年龄是糖尿病和IGT的一个重要危险因素，老年人群中漏诊的糖尿病患者占了较大的比例，由于老年糖尿病患者往往没有临床症状或症状非典型，常常延误诊断；老年糖尿病的筛查和诊断还是遵从于目前的统一诊断标准，没有针对不同年龄组的诊断标准，OGTT、随机血糖、HbA1c以及问卷调查都是有效评价老年人群糖尿病风险的手段，而尿糖不作为检查的手段。

老年糖尿病的危险因素包括：亚裔、非裔种群；BMI＞27和（或）腰围超标；冠心病或高血压伴或不伴高脂血症；卒中；反复感染；使用升糖药物，如糖皮质激素，雌激素等；糖尿病家族史；IGT/IFG。

对于有一个或更多危险因素的患者，建议65～74岁年龄段每2年一次，大于75岁每年一次糖耐量的检测。没有家族史，大于65岁的个体，2h-OGTT相对于空腹血糖能更好地预测糖尿病和冠心病。在空腹血糖正常的高危人群中，若PBS无法执行，则HbAlc对诊断有帮助，HbAlc＞6%易发展为糖尿病。

五、预防

流行病学研究显示糖尿病是遗传因素和生活方式共同作用，生活方式包括肥胖、缺少活动，热量摄入过多等，大约1/3的IGT的患者最终发展成2型糖尿病。为了有效地预防糖尿病我们应该了解糖尿病自然病程：糖尿病前期，危险因素、有效和简单的筛查方法，以及有效的干预方式。对生活方式的干预可以减少50%～60%，IGT转变成糖尿病，但是没有药物的干预并不能长久的保持该益处。

（一）循证医学证据

2001年护士健康研究发现，超重或肥胖是糖尿病最重要的危险因素。缺少运动、吸烟、饮食不佳、喝酒都是糖尿病相关的危险因素。2002年男性健康行为随访研究旨在研究主要饮食方式与糖尿病风险之间的关系。随访42000名40～75岁男性12年，证实西方的生活方式与糖尿病风险升高密切相关，同样，缺少活动和肥胖也是糖尿病的高风险因素。1997年大庆研究显示饮食和运动的干预可以减少IGT人群发生糖尿病的风险，对照和饮食运动干预组6年的糖尿病累积发病率分别为67.7%和46.6%。在校正了BMI和空腹血糖后四组之间有显著性差异。2001年The Finnish Diabetes Prevention Study旨在了解中年（平均年龄55岁）IGT人群中生活方式干预的效果。干预组进行个体化的教育旨在减少体重减少脂肪和饱和脂肪酸的摄入，增加纤维素摄入和增加体育活动。经过平均3.2年的随访，糖尿病累积发病率为11%，而对照组23%。干预组糖尿病风险降低58%。

2002年Diabetes Prevention Program Study显示生活方式干预（每周150分钟锻炼时间）和应用二甲双胍（850mg，bid）可以预防或延缓糖尿病的发生。平均2.8年的随访，糖尿病的发生率分别为11.0、7.8、4.8/人年，与对照组相比糖尿病风险在生活方式组降低58%，药物组31%。老年人和低BMI者比年轻人和高BMI者更能从生活方式干预中获益。2002年STOP-NIDDM研究显示在IGT人群中阿卡波糖（100mg，tid）组在3.3年的随访时间中糖尿病发病率为32%，对照组42%。阿卡波糖组可以提高IGT转为正常糖耐量的比例。55岁以上组比55岁以下组更能获益。2001年HOPE研究显示在有大血管危险因素的患者中应用雷米普利（10mg/d）可以降低糖尿病发生的风险（36%vs.5.4%）。2002年LIFE研究显示，在有左心室肥厚的55～80岁的高血压患者中使用洛沙坦与使用阿替洛尔相比，4年中新发糖尿病明显降低（13/1000人年vs.17.5/1000人年）。

（二）预防策略

老年糖尿病预防策略基本与年轻人相同，但由于老年人机体健康状况和营养状况不同于其他年龄段人群，因此在实施过程中应具体对待。

首先饮食遵循普通人群原则，但应重点关注几个方面，如增加多不饱和脂肪酸和纤维素的摄取、能量摄入平衡，调整乙醇的摄入，在开始体重控制计划之前，应咨询营养师，进行营养评估，避免出现过度营养不良而影响机体抵抗能力。对于老年IGT患者来说，进行规律的运动改变生活方式是不依赖于BMI改变而能降低发展为糖尿病的风险的方法。

在高危人群（有一个或多个心血管危险因子）或（和）伴有高血压的人群中，可考虑应用雷米普利（ACEI类）或厄贝沙坦降低糖尿病风险，但需注意血压的变化，老年人的血压不易降得过低。在空腹和餐后血糖都升高的非肥胖老年患者中，生活方式干预联合使用二甲双胍可降低糖尿病的风险，在IGT的老年患者中应用阿卡波糖似乎可以降低发展为糖尿病的风险。

六、综合治疗

（一）原则

治疗糖尿病和预防糖尿病并发症的措施在所有年龄段都是相似的，但对于老年人群又有自己特殊的挑战：不但是年龄相关的生理变化，药物代谢动力学的改变、疾病的表现，还有该人群的既往的健康状况异质性，如是否合并其他慢性疾病（心血管的风险、慢性心功能不全）、活动能力、受照顾的情况、与社会脱轨、抑郁和认知功能、多数65岁老人有不同程度的肾功能不全以及服用多种药物引起的药物间不良的相互作用等。在制定诊疗目标时应避免增加患者经济、生理和精神负担，特别是对那些虚弱的、活动受限的、预期寿命短的患者。综合个体的情况制定个体化的长期治疗、预防并发症计划。

首先全面评估患者的健康情况，生活是否自理，是否有骨折，合并的疾病和预期寿命。对于那些生活不能完全自理，与社会接触少的患者来说，增加患者的功能恢复和社会接触能力比单纯的严格控制血糖和预防并发症更为重要。许多老年患者伴有多种疾病，70%可有两种以上疾病，在这些人群中糖尿病可能不是最主要的矛盾，因此在治疗时应权衡利弊，充分考虑其他疾病的治疗情况和目前状况。Piette等指出要考虑其他疾病状态与糖尿病的治疗是一致的还是矛盾的。一致的状态包括高血压、血脂异常、肥胖和冠心病，它们的病理生理基础是相似的，糖尿病的治疗有益于这些疾病的控制，同样这些疾病的治疗重点也与糖尿病吻合。治疗重点不同甚至影响糖尿病治疗的状态有：COPD、骨关节炎、抑郁、甲亢和癌症。处理时需考虑不同的疾病状态和轻重缓急，不能一概而论。此外，老年综合征（抑郁、摔倒外伤、认知障碍、药物间作用、疼痛、尿路失禁）都应在治疗中考虑到。

老年糖尿病患者可以从控制血压、血脂、戒烟、服用阿司匹林中受益；预期寿命大于

8年、没有低血糖风险，可能已有微血管并发症的老年患者可从强化血糖控制中获益；对于那些虚弱和预期寿命减少的患者可能症状的改善就已满足需求，避免低血糖带来的风险和负担。

（二）治疗目标

血糖达标是老年糖尿病多因素控制中的重要一环，而低血糖是老年糖尿病患者最为严重的并发症之一，特别是无感知的低血糖，可造成痴呆、跌倒、骨折甚至死亡。所有这些都限制了老年糖尿病患者的用药选择和降低了强化血糖所带来的益处。目前对于老年糖尿病治疗血糖达标值还没有一个一致的意见，但有3个方面需注意：

（1）去除高血糖带来的临床症状（多尿、夜尿增多、视力下降、乏力），避免因治疗引起的低血糖。

（2）个体化治疗：根据患者个体的长期、个体化血糖达标值、经济情况以及个体的生活状况制定治疗方案。

（3）应注意除高血糖以外的危险因素：心血管死亡风险（高血压、血脂异常、吸烟、活动减少）。

ADA的糖尿病和代谢指标是针对一般群体，而对老年糖尿病患者群应充分考虑强化血糖控制所带来的潜在危险。UKPDS的后续研究给我们提出了记忆效应，早期的强化治疗会带来远期的效应，提示强化干预在糖尿病的早期效果最好，而当疾病发展到一定阶段效果就会大打折扣。在老年糖尿病的治疗中我们应注意强化血糖控制潜在的益处和风险以及复杂的治疗方案应进行平衡，例如没有足够的证据表明老年糖尿病患者，尤其有行动不便或精神异常者，达到ADA的HbAlc标准可以带来更多的益处。另一方面若HbAlc在7%到8.5%之间，可能对于有伴发疾病、虚弱、有低血糖风险或药物不良反应的老年人更合适。

欧洲糖尿病工作组针对老年糖尿病患者群血糖达标的水平提出了自己的建议：对于一般老年糖尿病患者（单系统受累）来说，$6.5 \leqslant HbAlc \leqslant 7.5\%$，FBS5~7.0mmol/L，而对于衰弱的患者（不能自理、多系统疾病、痴呆等），发生低血糖的风险较大，因此建议$7.5\% HbAlc \leqslant 8.5\%$，$7 < FBS \leqslant 9mmol/L$。此外，近期EUGS和IDF联合公布了一个糖尿病治疗指南，其中涉及了老年患者的问题，同样放宽了老年糖尿病患者的要求。

此外，针对预期寿命不同，美国老年协会建议老年糖尿病患者$HbAlc \leqslant 7.0\%$，但如果预期寿命小于5年，有伴发疾病、认知受损$HbAlc \leqslant 8\%$，老年人应根据个体情况进行调整，强化血糖控制意味着低血糖风险增加。

The European Union of Geriatric Medical Societies建议应区别对待老年患者（健康、虚弱并患有其他疾病、认知障碍等），最根本的目标是避免低血糖和任何造成生活质量下降的医疗行为，制定目标和方案是需考虑合并疾病、病程、低血糖的病史，无意识低血糖、患者的教育程度、积极性、依从性、年龄、预期寿命和使用的其他药物。虽然老年人的预期寿命短，不需严格血糖控制，但也不应忽略微血管并发症的筛查和治疗，我们必须时刻记住糖尿病、心血管病变是老年糖尿病患者主要的死亡原因。

（三）糖尿病教育

糖尿病教育在老年糖尿病中非常重要，老年糖尿病患者是一个广阔的异质性人群，有年轻起病的，也有老年起病的，对疾病的认知存在很大的不同。老年人的糖尿病教育应贯穿始终，而且由于老年人常有认知障碍，所以教育的对象应包括其家属。糖尿病教育应包括以下几个方面：

（1）"你已患有2型糖尿病"对患者的真正含义，需要告知患者要正确认识糖尿病，不要存在恐惧和抵触的情绪。

（2）改善饮食结构降低或控制体重。

（3）体育锻炼对于任何年龄段的患者都是有益的。

（4）并发症教育：保护足部，预防糖尿病足；预防视网膜病变和常规筛查重要性，避免失明；控制血糖预防远期并发症和心血管疾病。

（5）血糖自我检测的必要性和重要性。

（6）糖尿病的处理原则和注意事项。

糖尿病教育一个长期的任务，它可使患者能正确认识糖尿病从而树立战胜疾病的信心，增加患者的依从性和自我监测自我管理的能力，进而减少并发症的发生。

（四）饮食和运动

糖耐量低减、增龄都应减少热量的摄入，而蛋白质摄入没有变化，饮食计划应包括所有能量摄入，食物的血糖指数，保持平稳的血糖谱。食物中应有足量的糖类、矿物质、维生素以及纤维素。在老年糖尿病者中营养不良和肥胖是并存的，应注意营养搭配，避免体重过度减轻，引起营养不良，特别是不要以牺牲基本热量的摄取来换取体重的控制。营养不良的老人应重新评估特别是行动不便、独身、嗜酒、经济条件不好的老人。

锻炼是老年糖尿病治疗过程中的基石。运动不但可以协助控制血糖还可以维持机体的功能和肌肉的力量，减少肌肉中脂肪的含量，对于改善胰岛素抵抗有一定的益处。通常有氧运动和等距活动是最好的，建议每周有3~5次20分钟到60分钟的运动。既往不活动的老人在开始新的运动计划之前应行药物的评估和调整，以及心血管危险的判断。运动计划中应有热身和休息时间。开始的活动量应为心率是最大心率的50%~65%。对于活动受限或有关节疾患的老人，游泳和自行车是个比较好的选择。从血糖的角度来说，我们应教育老人在活动前、活动中以及活动后监测血糖，熟知低血糖的症状和急救办法；应正确理解活动时间和进食服药的关系。同时还有避免摔倒，导致骨折。

（五）降糖药

糖尿病的自然病程是一个进行性发展的疾病，大约50%~70%的患者最终需要药物来控制血糖。在过去的十多年中，有许多新药上市。没有一种药物对老年患者来说是绝对禁忌的，但应小心选择、密切监测、和及时调整剂量。需要注意的方面：药物的不良反应和相互作用、方案的复杂性、低血糖的风险以及目前的健康状况。

磺脲类药物在老年糖尿病患者中广泛应用，对于非肥胖的患者具有较好的降糖效果，是口服降糖药的一线用药。但当患者出现肝肾功能不全时容易出现低血糖，特别是服用长效的磺脲类药物，第二代药物如格列吡嗪和格列美脲，低血糖的风险相对较小。当肌酐清除率小于30~50ml/h一般不建议应用磺脲类药物。餐时促泌剂瑞格列奈和那格列奈作用时间短，较少引起严重的低血糖。瑞格列奈在肌酐清除率大于40ml/h的老年人中不需调整剂量。虽然它起效快作用时间短但对于热量摄入不足的老年人来说还是会有低血糖的风险。当患者肌酐清除率小于30ml/h或肝功能异常时，应尽量避免使用。

双胍类药物是临床广泛应用的药物，具有增加外周血糖的摄取、增加胰岛素敏感性、控制体重等作用是口服药物治疗的基石，但在肾功能不全的患者易引起乳酸堆积。对于老年患者来说，血肌酐不是评价患者肾功能的指标，大于75岁的老年患者应计算肌酐清除率。肌酐清除率 < 30ml/min时，二甲双胍禁用，当肌酐清除率在30~60ml/min时，药物剂量减半。在有低氧性疾病（肺部疾病和心力衰竭）和肝功能不全的患者中应慎用。二甲双胍单独使用时一般不会引起低血糖症状，但与其他药物合用，特别是与胰岛素联用时，可有低血糖风险。此外，二甲双胍通过减轻胰岛素抵抗、改善内皮细胞功能、降低脂质沉积、抗炎症、抗氧化应激等作用，从而实现心血管系统的保护作用。多项研究提示，在接受降糖药物治疗的2型糖尿病（T2DM）患者中，二甲双胍组较磺脲类组和胰岛素组罹患肿瘤风险降低，二甲双胍剂量愈大，肿瘤发生风险愈小。英国前瞻性糖尿病研究（UKP-DS）结果显示，与饮食控制组相比，二甲双胍组随访10年后发生肿瘤风险降低29%。

α糖苷酶抑制剂抑制肠道血糖的吸收，有较多的胃肠不良反应在临床上限制了它的应用。阿卡波糖在老年患者中适当使用相对安全，单用不会有严重的低血糖事件，但有时会有严重的不良反应而限制它的使用。在有以下情况时应禁用：炎症性肠炎、肠道梗阻症状、肠疝气、严重的肾功能不全。

噻唑烷二酮类药物是胰岛素增敏剂，曾广泛应用于临床，但由于可导致水钠潴留和水肿，有潜在的心血管风险，在临床使用中受限。研究指出在老年人群中使用噻唑烷二酮类药物的效果与青年人是一致的，但对于有心脏疾患的患者应禁用或慎用。

肠促胰高血糖素样肽1（GLP-1）类似物和二肽基肽酶-4（DPP-4）抑制剂是近年来新近上市的降血糖药物。GLP-1是由肠道L细胞分泌的一种肽类激素，具有以下生理作用：以葡萄糖依赖方式作用于胰岛β细胞，促进胰岛素基因的转录，增加胰岛素的生物合成和分泌，当血糖低至3.36mmol/L时不再有刺激胰岛素分泌的作用，可避免引起严重低血糖；刺激β细胞的增生和分化，抑制β细胞凋亡，从而增加胰岛β细胞数量，抑制胰高血糖素的分泌，抑制食欲及摄食，延缓胃内容物排空等。这些功能都有利于降低餐后血糖并使血糖维持在恒定水平。DPP-4不仅可降解GLP-1，还可降解包括GLP在内的多种肽类。DPP-4抑制剂可以通过提高活性GLP-1的水平改善α和β细胞对血糖的敏感性，调节胰岛素敏感性和糖原的输出维持血糖水平在生理范围，同时降低低血糖的风险。GLP-1类似物有Liraglutide（利拉鲁肽）、Exenatide（艾塞那肽）等，DPP-4抑制剂有Sitagliptin（西格列汀）、Vildagliptin（维格列汀）等。

目前艾塞那肽、西格列汀在老年糖尿病患者中应用的经验较少，但有研究显示，维格列汀在老年人群中具有良好的疗效和安全性，与年轻人相比，维格列汀用于老年患者具有同等的降低 HbAlc、空腹血糖和体重的疗效，且低血糖事件的发生率少。Baron 等人的研究显示单药治疗 24～52 周，HbAlc 下降 1%，与 65 岁以下组相似，且与 Pratley 等人研究结果一致，均提示低血糖的发生率低于 1%。

老年糖尿病患者不同程度的存在高胰高血糖素血症和餐后高血糖，而维格列汀的治疗恰恰是针对这两方面。它能改善α和β细胞调节血糖平衡的能力，在高血糖状态它能降低不适当分泌的糖原，但同时很好的保护糖原对应急状态的反应如低血糖。这就是为什么老年糖尿病患者不易造成低血糖的原因。但目前该类药物在老年人群中的临床资料不多，尚不建议广泛应用。

（六）胰岛素

使用胰岛素的目的是消除高血糖带来的临床症状，使血糖水平尽快达标，预防远期并发症。对于老年患者来说，胰岛素的应用方案应简单、操作方便，但要增加测血糖的次数，避免低血糖的发生，消除对注射的恐惧。

胰岛素包括动物胰岛素、人胰岛素和胰岛素类似物。对于老年人目前更多的是推荐胰岛素类似物，因其起效快，作用时间短。目前有三种短效胰岛素类似物：赖氨酸胰岛素类似物（B28/29 位，赖氨酸替代脯氨酸）、门冬氨酸胰岛素类似物（B28 位，门冬氨酸替代脯氨酸）、谷氨酸胰岛素类似物（AP1DRA，B29 位，谷氨酸替代赖氨酸）。但是单用短效胰岛素类似物并不能长久地控制良好的血糖，特别是无法控制两餐间和夜间血糖。可考虑兼用鱼精蛋白锌胰岛素、甘精胰岛素、地特胰岛素，如果顾虑多次注射胰岛素不能接受，则可选择预混胰岛素或（和）联用口服降糖药。其应用模式与年轻人相同。

目前的用药的总体趋势是早期积极的联合用药使血糖尽快达标，不同药物联用可使机制互补，但在老年人中应注意药物之间的相互作用。

（七）老年糖尿病患者血压、血脂控制

基于 1999 年 WHO 的高血压诊断标准，30%～50% 的 2 型糖尿病患者和 20%～40% 的 IGT 患者有高血压。大部分患者是单纯的收缩压升高。糖尿病高血压与胰岛素抵抗以及糖尿病肾病相关。糖尿病患者在确诊高血压的同时应该对其心血管危险因素进行评估。对部分新诊断老年高血压应除外继发因素，如甲减、血管重建等。

老年糖尿病伴高血压患者开始治疗的阈值是大于等于 140/80mmHg3 个月，而且经过生活方式的干预，不同时间测 3 次血压均高于阈值。HOT 研究显示，当舒张压≤80mmHg 时，主要心血管事件下降 51%，卒中下降 30%，但是当舒张压≤75mmHg 时，主要心血管事件和一些冠心病事件反而更多。研究显示任何年龄控制血压都可降低卒中的风险。但在一项 meta 分析中显示，大于 85 岁的人群中控制血压可使卒中下降 34%，主要心血管事件风险

下降22%，心力衰竭39%，而对心血管病死率并没有益处。因此对于一些患有多系统疾病的老人预防心力衰竭和卒中比微血管病变更重要，因此血压可控制在150/90mmHg即可。如果收缩压达到180mmHg，至少应降20～30mmHg。

糖尿病患者严格血脂控制可带来心血管受益，建议：改变生活方式，低脂饮食、增加活动，控制体重；糖尿病一旦被确诊，应行心血管风险的评估；血糖达标；他汀类药物治疗。

他汀类药物治疗分一、二级预防。一级预防：没有心血管疾病史，但心血管10年风险＞15%的患者，若血脂谱异常，应使用他汀类药物，但目对于前80岁以上患者没有足够的一级预防的临床证据。二级预防：已有心血管疾病，应用他汀类药物，同时可降低卒中的风险。

三项研究HPS，CARDS，PROSPER研究人群包括80岁以上的年龄组，结果显示接受他汀类药物治疗老年人和年轻人同样受益。PROSPER研究是唯一的一项在70～82岁有高危因素的人群中进行的一级和二级预防研究。普法他汀40mg三年能降低非致死性心肌梗死和冠心病死亡15%，但对于卒中没有益处。HPS研究是人选40～80岁有卒中病史且下肢动脉炎或糖尿病的患者予以辛伐他汀40mg治疗：第一次卒中的风险下降25%，70岁以上的糖尿病患者也同样受益。在65～80岁的患者中辛伐他汀可降低主要心血管事件的风险31%。CARDS研究是人组40～75岁糖尿病患者，其LDL-C小于1.6g/L，至少有一个并发症。阿托伐他汀10mg可降低首次心血管事件37%。根据目前资料，老年糖尿病患者使用他汀类药物是受益的，耐受性与年龄无关。但目前没有足够的证据表明80岁以上的患者同样受益，但实际上没有理由在糖尿病患者，或者在高危的正常人群中因为年龄原因而中断他汀治疗。

贝特类药物在糖尿病患者中应用是有效和安全的，如果应用他汀类药物6个月以上，三酰甘油水平仍≥2.3mmol/L，应使用贝特类药物；或有心血管疾病且单纯三酰甘油水平≥2.3mmol/L，也应使用贝特类药物。对于一个有心血管疾病的患者而言如果空腹三酰甘油水平持续≥10mmol/L，应就诊于糖尿病专科医师。目前没有75岁以上患者非诺贝特的临床资料。

第二节 老年糖尿病护理

一、护理诊断

（一）营养失调：低于或高于机体需要量

与胰岛素分泌或作用缺陷有关。

（二）有感染的危险

与糖类、蛋白质、脂代谢紊乱所致的机体抵抗力降低有关。

（三）知识缺乏

缺乏糖尿病的预防、饮食、用药和自我护理知识。

（四）潜在并发症

糖尿病足、低血糖反应、高渗性高血糖昏迷。

二、护理措施

（一）一般护理

1.环境与休息

室内环境清洁干净、温湿度适宜。患者应防止受凉，适当活动，生活规律，戒烟酒。

2.饮食护理

无论药物治疗进行与否均须严格和长期进行饮食治疗。老年糖尿病患者尤其是超重和肥胖者，饮食治疗有利于减轻体重，改善糖脂代谢紊乱，降低高血压，减少降糖药物的用量。

（1）计算总热量：首先根据老年人性别、年龄和身高利用简易公式计算理想体重，简易计算公式为：标准体重（kg）=身高（cm）-100，然后根据理想体重和活动强度计算每日所需总热量。老年人基础代谢率下降，且日常活动减少，休息状态下每日每千克理想体重给予热量105~125.5kj（25~30kcal），活动量较大；老年人为125.5~146kj（30~35kcal），肥胖者酌减21kcal，使体重逐渐恢复至理想体重±5%的范围。

（2）三大营养物质分配：糖类占饮食总热量的50%~60%，提倡用粗制米、面和一定量杂粮。蛋白质含量一般不超过总热量的15%，每日每千克理想体重为0.8~1.2g；伴有糖尿病肾病而肾功能正常者应限制至0.8g，血尿素氮升高者应限制在0.6g，蛋白质约1/3来源于动物蛋白，脂肪约占总热量的30%。

（3）计算营养物质：按每克糖类、蛋白质产热16.7kj（4kcal），每克脂肪产热37.7kj（9kcal），将每日需要热量换算为糖类、蛋白质、脂肪等食品数量。

（4）每餐热量分配：根据患者的生活习惯安排餐次、分配热量，每日三餐者按1/5、2/5、2/5或1/3、1/3、1/3分配，每日四餐者按1/7、2/7、2/7、2/7分配，三餐（四餐）饮食搭配均匀，每餐均有糖类、蛋白质、脂肪。

（5）制定食谱：根据患者生活习惯、病情和配合药物治疗的需要制定食谱，并在治疗过程中根据患者情况做相应调整。

（6）老年糖尿病患者饮食护理需特别注意

①因老年糖尿病患者患有多种慢性病，应结合全身情况调整食物成分，以免加重病情，如冠心病者应减少脂肪的摄入。

②根据老年人咀嚼和味觉变化，注意食物的烹饪方式和营养素的摄入。

③家属及照顾者迁就往往是患者未能执行饮食治疗方案的主要原因，必须加强照顾者健康教育与指导，取得其配合，以提高患者的依从性。

④严格限制各种甜食，如葡萄糖、蔗糖、蜜糖及其制品（如各种糖果、甜糕点饼干、冰淇淋、含糖饮料等）。

⑤每日饮食中膳食纤维素含量不宜少于40g，提倡食用绿叶蔬菜、豆类、粗谷物、含糖分低的水果等。

⑥少食胆固醇高的食物（动物内脏、蛋黄、鱼子等），每日摄入量30g以下，尽量使用植物油，限制动物脂肪摄入，忌油炸、油煎食物。

⑦每周测量体重1次，如果体重变化超过2kg，应报告医师。

⑧若患者生活不规律，应随身携带一些方便食品，如饼干、糖果、奶粉等，以预防低血糖发生。

3.运动锻炼

根据患者的年龄、性别、体力、病情等不同情况，遵循循序渐进和长期坚持的原则，指导患者进行运动锻炼。

（1）运动方式：糖尿病患者以有氧运动为主，如散步、慢跑、快走、做广播操、打太极拳、游泳、骑自行车、跳舞等。

（2）运动时间：一般以饭后1小时进行为宜，避免空腹运动引起低血糖；一般每日1次，每周不少于3次；每次运动持续20～30分钟。

（3）运动强度：运动强度以活动时心率达到个体最大耗氧量的60%为宜，最大耗氧量达60%时心率的简易计算法为：心率=170-年龄。

（4）注意事项

①运动前应对患者进行全面评估，根据患者的具体情况选择运动方式、持续时间及运动强度。

②避免参加剧烈运动或竞争性运动。

③运动时间以餐后30分钟至1小时为宜。避免注射胰岛素2小时前后运动，空腹时不宜运动，清晨未注射胰岛素前避免运动。运动时随身携带糖果，注意补充水分，当出现饥饿感、心悸、冷汗、头晕及四肢无力或颤抖等低血糖症状时及时食用。

④并发急性感染、活动性肺结核、严重并发症尤其是心血管并发症时不宜运动；当血糖＞14mmol/L时应减少运动。

⑤运动中出现胸闷、胸痛、视物模糊等应立即停止运动，并及时就医处理。

（二）心理护理

评估患者的心理状态，了解患者能否积极配合治疗与护理。关心体贴患者，耐心向患者介绍糖尿病的基本知识，及时对家属进行健康教育，以取得家属支持，使患者能坚持治疗。

（三）病情观察

1.病情监测

观察"三多一少"症状变化，定期监测血糖、尿糖、血压、血脂、糖化血红蛋白等，定期进行眼底检查，以判断患者病情变化和治疗效果。老年人糖尿病患者空腹血糖 < 9mmol/L，餐后2小时血糖 < 12.2mmol/L即可。

2.皮肤观察

老年糖尿病患者应注意观察患者皮肤有无感染现象，双足部皮肤有无红肿、水疱、坏死等，检查双足有无鸡眼、甲癣等。

（四）对症护理

1.皮肤护理

告知患者保持皮肤清洁，避免使用松紧带等；护理操作及注射胰岛素时严格消毒，以防感染；老年女性糖尿病患者常有会阴部瘙痒，小便后最好用温水清洗会阴并擦干。

2.眼部护理

预防眼部病变的理想方法是长期有效地控制血糖。如果出现视物模糊，应避免用力而导致视网膜剥离。

3.足部护理

勤换鞋袜，不穿过紧的袜子；每晚用温水洗足；禁烟；按摩足部、用热水泡脚等。

4.尿潴留护理

如果患者因自主神经紊乱出现尿潴留，可采用人工诱导、膀胱区按摩或热敷等方法促进排尿，如果无效则在严格无菌操作下导尿。

5.并发症急救护理

高渗性昏迷、酮症、乳酸性酸中毒护理。

（1）病情监测：观察患者有无急性并发症相应临床表现，如感染、各种应激、特殊用药等诱因。

（2）抢救配合

①绝对卧床休息、给氧。

②密切观察生命体征、神志，记录2小时小时出入量。

③及时取得标本检测血糖、血酮、尿糖、尿酮、血钾、血钠、二氧化碳结合力、pH值等变化。

④迅速建立静脉通道，遵医嘱用药。

⑤注意皮肤、口腔的护理，预防感染。

6.低血糖护理

老年糖尿病患者血糖<3mmol/L时表现为饥饿感、心悸、手抖、出汗、头晕、乏力、可迅速出现昏迷等。一旦出现上述症状，神志清醒者口服糖水、方糖、饼干、含糖饮料等，15分钟后可缓解；神志不清者立即静脉推注50%葡萄糖40~60ml。

（五）用药护理

1.口服降糖药护理

护士应了解各类降糖药的作用、剂量、用法、不良反应和注意事项，指导患者遵医嘱定时、定量用药，不可随意加减剂量，观察并及时纠正不良反应。

（1）磺脲类：老年糖尿病患者最常见不良反应为低血糖，建议以小剂量开始，早餐前半小时服用一次，根据血糖情况逐渐增加剂量，剂量较大时改为早、晚两餐前服用。

（2）格列奈类：低血糖发生率低。

（3）双胍类：主要不良反应为胃肠道反应（口中金属味、恶心、食欲缺乏、腹泻等），宜餐中或餐后服药或从小剂量开始。

（4）噻唑烷二酮类：主要不良反应为水肿、体重增力口，有心脏病、心力衰竭倾向；联合用药可发生低血糖。

（5）α葡萄糖苷酶抑制剂：常见不良反应为胃肠道反应，如腹胀、排气增多或腹泻等；联合用药可发生低血糖，宜直接给葡萄糖口服或静脉注射，进食双糖或淀粉类食物无效；此药应在进食第一口食物后服用（食物中有糖类），否则AGI不能发挥作用。

2.胰岛素用药护理

熟悉各种胰岛素的名称、剂型、起效时间与持续时间等作用特点，准确执行医嘱，剂量准确，按时注射。

第三章　老年期痴呆

第一节　老年期痴呆的诊断与治疗

痴呆正成为全世界关注的重要问题，其患病率及发病率随年龄的增长呈指数上升。根据民政部2009年全国人口普查资料，至2009年底我国大陆人口达13.37亿人，其中65岁以上约1.13亿人。我国65岁以上人群痴呆患病率4.8%，痴呆人群达500万人以上。

痴呆是一种后天性、持续性智能障碍。患者在意识清楚的情况下，出现记忆、思维、定向、理解、计算、学习能力、判断能力、语言和视空间能力减退，情感人格变化，并导致社会生活和日常生活能力障碍。可引起老年期痴呆的疾病包括变性性疾病、血管性疾病、感染、外伤、代谢性疾病、中毒和肿瘤等。其中阿尔茨海默病（AD）和血管性痴呆（VaD）是最重要的病因。发达国家中AD占所有痴呆患者3/5～3/4，亚洲国家VaD也很常见，如果加上非痴呆血管性认知障碍（VCIND）的患者，其比例会更高。

一、阿尔茨海默病

阿尔茨海默病（AD）是老年人中最常见的神经系统退行性病，也是老年期痴呆中最重要的类型。其临床特点是起病隐匿，逐渐出现记忆减退、认知功能障碍、行为异常和社交障碍。通常病情进行性加重，在2～3年内丧失独立生活能力，10～20年左右因并发症而死亡。少数患者有明显家族史，称为家族性AD，大部分为非家族性或散发性。目前关于AD的病因学和发病机制并不十分清楚，客观的早期诊断AD的生物学标志及有效的治疗措施早已引起广泛关注。

（一）流行病学

1.患病率和发病率

近年来，由于对AD诊断标准和调查研究的方法逐渐趋于一致，使各个研究之间具有可比性。国外65岁以上人群AD患病率为0.8%～7.5%，我国"九五"期间研究表明，北方地区AD患病率为6.9%，南方地区为4.2%。AD占老年期痴呆的比例北方为49.6%，南方71.9%，总体介于世界各国中等水平之间。

2.危险因素

流行病学研究提示AD患者的危险因素极其复杂，有患者自身的生物学因素，也有各种环境和社会因素的影响。阳性家族史、年龄增长及女性、载脂蛋白基因型和雌激素水平降低，可使患 AD 的危险性增加，其他危险因素包括出生时母亲高龄、头颅外伤、吸烟、铝中毒和受教育程度低等，关于这些因素不同的研究存在一些争议。近年来研究表明脑血管病有关的血管危险因素可增加 AD 发病的危险性。很多尸解检查资料显示，60%～90%的 AD 患者存在不同程度的脑血管病病理证据，如淀粉样血管病、内皮细胞的变形和脑室周围白质病变等。有人提出脑缺血可能系 AD 的一个危险因素。体力劳动、服务业、蓝领人员、从事暴露于黏合剂、杀虫剂和化肥的职业者患 AD 的危险性增加，兴趣狭窄、缺乏生活情趣或体育活动、社会活动，大量饮酒、精神压抑史及重大生活事件等社会心理环境因素增加患 AD 的危险性。

（二）病因机制

1，遗传因素在 AD 发病中的作用

目前研究表明 AD 是多基因遗传病，具有遗传异质性。目前发现与 AD 发病有肯定关系的基因包括：位于 21 号染色体上淀粉样肽基因（APP）、14 号染色体上的早老素 1（PS-1）和 1 号染色体上的早老素 2（PS-2）基因突变是家族性 AD 的致病基因，且多为 55 岁前发病的家族性 AD 病例。位于 19 号染色体上的载脂蛋白 E（APOE）基因具有多态性，有 $APOE_2$、$APOE_3$ 和 $APOE_4$；三种等位基因，携带 $APOE_4$ 纯合子者发生 AD 的危险性较高，携带 $APOE_4$ 杂合子者患 AD 危险性 45%，不携带 $APOE_4$ 者为 20%。位于 12 号染色体上的 α2 巨球蛋白基因与 $APOE_4$ 基因，目前认为与家族性晚发型 AD 和散发 AD 有关。

2. β-淀粉样肽（Aβ）

在 AD 发病中的作用 β-淀粉样肽（Aβ）来源于它的前体蛋白淀粉样肽前体（APP），生理条件下，多数 APP 由 α-分泌酶裂解成可溶性 APP 肽，APP 肽再进一步被 γ-分泌酶裂解为 Aβ。如果 APP 基因突变，APP 主要经 β-分泌酶和 γ-分泌酶裂解途径，则产生过多的 Aβ 在脑内聚集，形成老年斑（SP）。

3.tau 蛋白质

在 AD 发生中的作用 tau 蛋白在脑神经细胞内异常聚集形成神经元纤维缠结（NFTs）是 AD 另一重要的病理特征。正常生理条件下，tau 蛋白形成神经元的轴索蛋白，在细胞内与微管结合并起稳定微观装配作用，而且 tau 蛋白的磷酸化/去磷酸化维持平衡状态。定位于 17 号染色体的 tau 蛋白基因发生突变或其他因素导致的 tau 蛋白过度磷酸化，过度磷酸化 tau 蛋白则形成双螺旋丝（PHF）和 NFT 沉淀于脑中，使细胞骨架分解破坏导致神经元变性，促发 AD 的发生。

4.过氧化在 AD 发病中的作用

过氧化可能不是 AD 发病的首发原因，但在 AD 发病中，它发生于脑神经细胞和组织损伤之前。许多神经变性病与过氧化有关，如帕金森病、肌萎缩侧索硬化症和亨廷顿病等，而在 AD 患者脑中，生物分子过氧化损害涉及范围较广泛，包括脂质过氧化作用增强、蛋白质和脱氧核糖核酸（DNA）氧化作用增加。其氧化机制可能与反应氧类（ROS）产物、铁的氧化还原作用，激活环绕老年斑的胶质细胞、线粒体、代谢异常等有关。

5.炎症在AD发病中的作用

AD患者脑中Aβ通过激活胶质细胞引起炎症反应，从而导致神经元丧失和认知障碍。体外研究发现，激活的胶质细胞可通过炎症递质，如白细胞介素（IL-1）、化学因子及神经毒性物质而引起神经毒性作用。尸检也证实，在AD患者脑中存在参与炎症过程的补体蛋白、细胞因子及蛋白酶。流行病学调查提示，风湿性多发性关节炎患者长期服用抗炎药物，与同龄老年人相比AD患病率明显下降，提示炎症反应可能参与AD发病。因此，近年来有学者应用非类固醇类抗炎药、过氧化氢酶、雌激素、维生素E治疗AD，但小规模临床试验并未取得满意疗效。

6.神经递质障碍在AD发病中的作用

AD患者脑内存在着广泛的神经递质障碍，其中主要包括胆碱能系统、单胺系统、氨基酸及神经肽类。尤其是胆碱能递质乙酰胆碱（Ach）的缺乏，被认为与AD的认知障碍呈直接关系。AD患者大脑皮质特别是颞叶和海马中M胆碱能神经元变性和脱失，使得胆碱乙酰转移酶（ChAT）活性降低，Ach合成障碍，从而导致神经元细胞间的传导障碍。这也是目前AD治疗获得有限疗效的基础。AD患者大脑内5-羟色胺（5-HT）系统也严重受损，并累及脑内多巴胺投射系统，被认为与AD患者的抑郁情绪和攻击行为有关。

7.金属和细胞内钙稳态等因素在AD发病中的作用

金属铁、铝、铜、锌等可改变AD患者的金属代谢、氧化还原作用及促进体外Aβ聚集。AD患者脑内神经元纤维缠结和老年斑内处于氧化还原状态，铁的含量明显增高。铝是一种三价阳离子，它可能增加ROS形成，同时还可加强铁离子引起的氧化作用及参与由白细胞介素和炎症递质介导的炎症反应。尽管金属参与AD发病的确切机制尚不清楚，但基础研究提示，生活中我们应尽可能避免长期接触过量的金属以预防AD的发病。钙是脑神经元内重要的信号传导信使之一，它在神经元的发育、突触间传递、神经可塑性、各种代谢通道的调节中起重要作用。临床研究发现，AD患者脑神经元内存在明显的钙稳态紊乱，并被AD的动物和细胞模型所验证。早老素基因突变可引起细胞内质网钙稳态紊乱而导致神经元的凋亡，钙的异常调节也可导致APP剪切过程。

8.雌激素在AD发病中的作用

AD患者女性多于男性，65岁以上的妇女患AD与相匹配男性相比高2~3倍。研究表明雌激素能增强胆碱能神经元的功能，减少Aβ的产生和抗氧化作用，雌激素还可保护脑血管、减少脑内小动脉平滑肌的损伤反应或减少血小板聚集，而且有保护脑缺血的作用。同龄老人女性患AD比率高于男性推测与雌激素水平降低有关。

（三）病理

AD患者脑大体病理呈弥散性脑萎缩，重量较正常大脑轻20%以上，或<1000克。脑回变窄，脑沟变宽，尤其以颞、顶、前额叶萎缩更明显，第三脑室和侧脑室异常扩大，海马萎缩明显，而且这种病理改变随病变程度而加重。

镜下病理包括老年斑、神经元纤维缠结、颗粒空泡变性。广泛神经元缺失及轴突和突触异常、星形胶质细胞反应、小胶质细胞反应和血管淀粉样变。尤以老年斑、神经元纤维缠结和神经元减少为其主要病理学特征。

1.老年斑（SP）

SP的核心是β淀粉样蛋白，周围缠绕着无数的蛋白和细胞碎片，形成50～200μm直径的球形结构，HE.Bielschowsky及嗜银染色下形似菊花。老年斑在大脑皮质广泛分布，通常是从海马和基底前脑开始，逐渐累及整个大脑皮质和皮质下灰质。老年斑形成的同时，伴随着广泛的进行性大脑突触的丧失，这与最早的临床表现即短时记忆障碍有关。

2.神经元纤维缠结（NFTs）

神经元纤维缠结HE染色、Bielschowsky及刚果红染色均可显示，电镜下呈螺旋样细丝，主要成分是β淀粉样蛋白和过度磷酸化的tau蛋白。这种过度磷酸化的tau蛋白，使得它与细胞骨架分离，并形成双螺旋结构。虽然神经元纤维缠结也可见于正常老年人的颞叶和其他神经系统变性病，但在AD患者脑中数量最多，分布广，其数量及分布程度直接影响痴呆的严重程度。

3.广泛神经元缺失

为AD三大特征性病理改变之一，神经毡广泛，神经元缺失代之以星形胶质细胞和小胶质细胞增多。其他病理改变包括海马锥体细胞的颗粒空泡变性，轴索、突触异常断裂和血管淀粉样变等。

（四）临床表现

AD起病隐匿，主要表现持续进行性加重的智能减退而无缓解。疾病早期，患者症状较轻，典型的首发症状为记忆减退，开始以近记忆力受损为主，也可伴有远记忆力障碍，但与近记忆力损害相比程度较轻，表现为刚发生的事，刚说过的话不能记忆，忘记熟悉的人名，而对年代久远的事情记忆相对清楚。此期间患者社交礼仪通常保持良好，一般很善于隐藏自己的症状缺陷，也较易被自己或身边人忽略，仅仅认为是老年人爱忘事。随着病情的发展开始影响和妨碍患者的日常生活，如忘记电话号码或关闭电源、煤气，经常找不到自己常用物品等，有些患者可能会因此怀疑周围人，以为找不到的物品是被别人偷走了。有时患者经常有重复性行为，如反复问同一个问题，反复干同一件事等。同时，患者语言功能逐步受损，表现语言贫乏、找词或找名字困难。

疾病中期，患者认知障碍随病情进展逐渐出现，表现掌握新知识、熟练运用及社交能力下降，并随时间推移而加重。严重的出现定向力障碍，一般先出现时间定向力障碍再出现空间定向力障碍，表现对陌生环境感到糊涂，逐渐出现迷路，甚至在自己非常熟悉的环境中（如自己家中）也不能准确到达想去的地点。患者生活上无法自理，需家人的日常监护，语言功能障碍也越来越明显，如言语不流畅，理解及复述能力差，日常生活如穿衣、进食出现程序错误即有不同程度的失用表现。情绪易激动，时常焦虑或有挫折感，易激惹，具有攻击性。有的患者尚有视、听幻觉和错觉。

在疾病晚期，患者在家中无目的徘徊，判断力、认知力完全丧失，幻觉更加常见。上述症状混在一起，从而使患者行为变得复杂古怪，如无端指责家人，既往的老同事，甚至自己的亲属都不认识，有时对镜中的自己也认为是他人。自我约束能力和日常生活能力丧失，完全需要他人照料。这期间有些患者行为异常，随便吐口水扔杂物，甚至随地小便。此时期临床检查发现患者行动缓慢，姿势异常，肌张力增高等锥体和锥体外系神经体征，最终可呈强直性或屈曲性四肢瘫痪。

（五）辅助检查

1.影像学检查

头颅CT检查是痴呆诊断中首先被广泛应用的现代影像学技术。AD患者随病情进展脑萎缩也逐渐加剧，如脑沟增宽、脑室扩大，特别是与海马区靠近侧脑室下角的扩大可能更为突出。这些改变尽管不是AD的特异性改变，但CT能够迅速、方便、直观地发现脑血管病、慢性硬膜下血肿、肿瘤等结构性病变。

头颅MRI具有极佳对比度，可以明确区分白质和灰质，空间分辨力强，可以显示较小的病灶和脑的结构（如海马、杏仁核等），并可在水平位、冠状位和矢状位同时显示脑的结构。此外，MRI检查可通过测量海马体积提高AD的诊断，研究发现AD患者较正常人的海马有明显萎缩，提示海马萎缩可能是诊断AD的早期有价值的指标。病程后期患者额颞叶萎缩尤为明显。

正电子放射体层扫描（PET）和单光子发射计算机化断层显像（SPECT）利用放射性核素，可以测定脑局部的葡萄糖代谢、血流以及神经突触的功能状态。AD早期便可出现以后联合为中心，波及颞叶内侧面从颞叶到顶叶的广泛的脑功能低下。与正常老人相比，AD患者PET检查发现颞叶、顶叶葡萄糖代谢低下。应用SPECT测定脑的局部血流和局部氧代谢，发现AD患者的顶叶血流下降更为明显。SPECT检查一侧或双侧顶叶及（或）顶叶后半部血流明显降低为AD具有特异性的诊断标准，其特异性88%，敏感性达92.4%，结合CT、MRI等检查的临床意义更大。

2.脑脊液检查

常规脑脊液检查无明显异常。脑脊液Tau蛋白及β-淀粉样蛋白的测定近年来备受关注，在临床诊断的意义有待于进一步研究。

3.脑电图

脑电图检查早期是正常的，随着病情的进展α节律变少甚至丧失，随之可见弥散性的慢波，而且慢波程度与严重程度具有一定的相关性。在疾病晚期由于伴肌阵挛及抽搐，痉挛发作，在基本节律慢波化背景上，可以出现类似于周期性尖波的不规则周期尖波发作。

4.诱发电位

诱发电位检查多以认别电位常用，但属非特异性的改变。有研究者发现AD患者的认别电位P300潜伏期与正常的人相比明显延长。不过这种改变在其他病因所致痴呆中也可出现，仅提示患者为"痴呆"，并非AD所特有。

5.神经心理学检查

神经心理学检查对痴呆的诊断尤为重要。实施必须由经过训练的人员进行，否则可能会因为检查者对测试程序的运用不当而得不到正常的结果，也可能由于检查者的语言不当，导致受试者理解不当而得不出正确的结论。目前国内外应用于临床的心理检查试验很多，国内用于临床较多的包括简易精神状态检查（MMSE）、中科院心理研究所制定的临床记忆量表（CMS）或修订韦氏成人智力量表（WAIS～RC），长谷川缺血指数量表（HIS），日常生活能力（ADL）及临床痴呆评定量表（CDR）。

（六）诊断

AD的临床诊断一般根据详尽的病史、临床症状、神经心理学及其他辅助检查等，诊断的准确率达85%～90%。当然，确诊的金标准为病理诊断。包括脑活检和尸解，脑活检一般不用于AD的诊断。临床上常用的诊断标准包括：美国精神病学会精神障碍和统计手册（第4版）（DSM-IV）、美国神经病学语言障碍和卒中-老年性痴呆和相关疾病协会（NINDS-ADRDA）以及中国精神疾病分类与诊断标准第3版）（CCMD＞3）等。这里重点介绍简单实用的中国精神疾病分类与诊断标准第3版（CCMD＞3）。

1.CCMD-3的诊断标准

（1）符合器质性精神障碍的诊断标准。

（2）全面性智能损害。

（3）无突然的卒中样发作，痴呆的早期无局灶性神经系统损害的体征。

（4）无临床或特殊检查提示智能损害是由其他躯体或脑的疾病所致。

（5）下列特征支持诊断但并非必备条件

①高级皮质功能受损，可有失语、失认或失用。

②淡漠、缺乏主动性活动，或易激惹和社交行为失控。

③晚期重症病例可能出现帕金森病症状和癫痫发作。

④有躯体、神经系统影像证据。

（6）神经病理学检查有助于确诊。

严重标准：日常生活和社会功能明显受损。

病程标准：起病缓慢，病情发展虽可暂停，但难以逆转。

排除标准：排除脑血管病等其他脑器质性病变所致智能损害、抑郁症等精神障碍所致的假性痴呆、精神发育迟滞或老年人良性健忘症。

2.分型

（1）老年前期型：符合AD诊断标准，＜65岁。

（2）老年型：符合AD诊断标准，＞65岁。

（3）阿尔茨海默病非典型或混合型。

（4）其他或待分类的阿尔茨海默病。

（七）鉴别诊断

很多疾病可出现类似痴呆或痴呆综合征，其中有些原因所造成的痴呆是可逆的，经过治疗症状可明显改善。因此，将AD与这些疾病进行鉴别诊断尤为重要。

1.老年人良性记忆障碍（AAMI）

老年人良性记忆障碍也称良性老年性健忘（BSF），主要表现记忆再现过程障碍，不能自如地从记忆中提取贮存信息，如记不住人名、地点、电话号码及邮政编码等，但经提示能够回忆。其智能总体上无明显障碍，也没有导致智能障碍的全身疾病。

2.血管性痴呆（VaD）

起病较急，偶有亚急性甚至慢性发病，其智能障碍波动性进展或呈阶梯样恶化，伴有神经系统定位体征。既往有高血压或动脉粥样硬化及糖尿病病史，可能有多次卒中史。影像学可发现多灶的缺血病灶。越来越多的循证医学证据表明此类痴呆可能是老年期痴呆的重要原因。

3.Pick病

此病也属于变性性痴呆，与AD不同疾病早期即出现人格、精神障碍，遗忘则出现较晚。影像学检查与AD的弥散性萎缩不同，主要为额叶和颞叶的萎缩。病理表现在新皮质和海马的神经细胞内出现银染的胞质内包涵体-Pick小体。

4.路易体痴呆（LBD）

多为波动性认知障碍，反复发生的视幻觉和自发性锥体外系功能障碍。病理检查可见老年斑，但一般无神经元纤维缠结。皮肤黏膜活检发现Lewy细胞是确诊的证据。

5.抑郁症等精神障碍

患者有明显的抑郁倾向，表现心境恶劣，对各种事物缺乏兴趣，易疲劳无力，由于注意力不易集中而导致近记忆力减退，但这种"假痴呆"通常不是进行性的，而且病史中往往有来自社会或家庭方面的不良事件刺激的诱发因素，患者抗抑郁治疗有效。

6.Creutzfeldt-Jakob病

是由阮蛋白引起的中枢神经系统变性病，一般急性或亚急性起病，发病后迅速发展的进行性智力丧失，临床多伴有肌阵挛。脑电图检查在慢性背景上出现广泛双侧同步化双相或三相周期性尖-慢复合波。头颅MRI检查弥散加权像（DWI）上出现皮质或基底节的异常高信号，皮质异常高信号被称为"花边征"。在疾病晚期异常高信号消失。

7.正常颅压脑积水

临床除表现痴呆、伴有走路不稳和小便失禁三大主要典型症状，影像学检查可见脑室扩大，但皮质无明显萎缩，蛛网膜下隙及脑沟无明显增宽。

8.乙醇所致慢性中毒性脑病

以遗忘综合征为主要表现，伴发进行性痴呆、震颤、视神经及周围神经病。临床上以中青年发病为主，有长期饮酒史，震颤较重，伴发周围神经病等可做鉴别。

9.其他代谢及内分泌性疾病

包括维生素 B_{12} 或叶酸缺乏、甲低、甲状旁腺功能亢进、垂体功能低下及尿毒症等。

10.脑外伤及中毒

外伤以脑挫伤、慢性硬膜下血肿及拳击手脑病伴发痴呆多见，中毒包括 CO 中毒、金属中毒及药物中毒等。

（八）治疗

目前尽管无特效方法可以逆转或阻止 AD 的病情进展，但支持、对症综合治疗基础上针对病因干预治疗，对延缓患者日常生活质量迅速减退十分重要。而且，由于人们长期以来认为"人老了糊涂"是不可避免的结局，缺乏对痴呆早期诊断和早期治疗重要性的认识，使之近 50% 患者没有得到正规诊断和接受正规治疗。

1.一般治疗

患者营养状况十分重要，高蛋白、各种维生素，并协助进食，注意水、电解质和酸碱平衡，防止便秘、尿潴留，卧床患者还要注意防止压疮、感染等。

2.心理及社会干预

鼓励患者参加各种社会活动和日常生活活动，尽量维持其生活能力，以延缓衰退速度。但对有精神认知功能、视空间功能障碍明显的患者须提供必要的照顾，以防意外。对兴趣不多或原有广泛兴趣的事情变得越来越少的患者，家人或陪护人员要注意培养患者的兴趣和爱好，如记日记、写回忆录等，鼓励患者做一些力所能及又比较安全的家务劳动，如扫地、浇花等，防止日常生活能力的下降。当然，有条件进行康复和训练更有意义。

3.脑代谢改善与益智药

扩血管改善脑血液供应，改善脑代谢药物可作为 AD 的基础药物治疗。常用的药物包括奥拉西坦（或吡拉西坦）、尼麦角林（脑通或乐喜林）、银杏叶制剂（金纳多或银杏叶片）以及钙离子拮抗剂（尼莫地平）等。

4.症状治疗

改善智能的药物目前应用较多的是胆碱酯酶抑制剂，如安理申、艾斯能、哈伯因等，其作用机制通过抑制胆碱酯酶减少乙酰胆碱的降解，改进神经递质的传递功能。循证医学表明此类药物对 AD 患者认知水平有改善作用，其主要不良反应是胆碱能反应，如呕吐、便秘等。

美金刚为竞争性 N-甲基-D-天冬氨酸（NMDA）受体拮抗剂，通过调控谷氨酸能神经元突触活性用于 AD 的治疗。病情较轻的 AD 患者服用 2 周，病情较重的患者服用 6～12 周，症状都可得到不同程度改善。伴发精神行为异常的患者，伴抑郁症状者可给予抗抑郁药物，如氟西汀 20mg 或舍曲林 50mg，每日一次；伴焦虑症状明显者可给予丁螺环酮 5mg 每日 3 次，口服；伴精神症状者可给予非典型抗精神病药思瑞康或利培酮等，剂量根据患者症状轻重、年龄及肝肾功能有所不同。

5.病因治疗

AD 目前的治疗方法尚难有效遏制其病情的发展，很多国家正在积极研发针对 AD 病因及病理改变等途径的药物，有些药物正在用于Ⅱ或Ⅲ期临床研究。

（1）针对脑内Aβ沉积的药物

①Aβ疫苗主动免疫：通过人工合成有T细胞和B细胞抗原决定簇的Aβ片段制成疫苗，将其注入患者体内可产生抗Aβ抗体，该抗体再与患者体内的Aβ结合形成抗原抗体复合物而被清除，从而达到减少Aβ聚集及沉积的作用。AN1792疫苗已在美国和欧洲30多个中心372例AD患者进行临床试验，由于出现免疫反应所致的脑膜炎导致患者死亡被迫终止。

②被动免疫的Aβ疫苗：实验室合成的抗Aβ的人单克隆抗体，经静脉注射后可抑制Aβ聚集，直接作用于淀粉样斑，达到清除Aβ的目的。AAB-00l疫苗已进行了2项Ⅱ期临床实验，结果显示AD组临床症状较对照组有明显改善。目前已向FDA提交了Ⅲ期临床申请。

③γ-分泌酶抑制剂：通过影响β淀粉样肽前体（APP）的剪切而减少Aβ的产生。目前已应用Ⅱ期临床的药物包括LY450139，结果表明100mg时可使血液中Aβ水平下降近60%，目前已开始Ⅲ期临床实验。TarenflurbiⅡ期临床试验数据表明对轻度AD患者的日常生活能力及整体功能有改善。

④选择性Aβ42降低剂：流行病学研究发现某些非甾体抗炎药物（NSAIDs）具有保护性抗AD作用。目前有两种选择性Aβ42降低剂在研发之中。右旋氟比洛芬（MPC-7869）和硝苯氟比洛芬（HCT-1026），在一项临床前研究中，给予转基因小鼠服用右旋氟比洛芬5个月，结果脑内淀粉样蛋白水平减少，并且防止了用药动物学习与记忆障碍。

⑤Aβ聚集抑制剂：Alzhemed（NC-531）是人工合成的磺酸化糖胺聚糖（GAG）拟似物，可以抑制Aβ纤维化并减少Aβ。转基因小鼠为模型的临床前研究结果显示，血浆和中枢神经系统中Aβ浓度降低，脑内斑块沉积及斑块总数均减少。Ⅱ期临床试验表明其认知功能或总体表现与安慰剂相比无显著差异。

⑥金属螯合剂：PBT2是一种金属酶。通过螯合Aβ内的Cu/Zn金属阻止Aβ与Cu/Zn结合，进而减少Aβ寡聚体毒性，保护突触功能免受Aβ毒性损害，此药还可以激活Aβ降解酶，促进Aβ聚合物和斑块降解。Ⅱ期临床显示安全性好，可使脑脊液中Aβ明显下降，执行功能明显改善。

（2）NTT抑制剂：RemberTM（MTC）是一种NTT抑制剂，对NTT中双股螺旋丝有解聚作用。Ⅱ期临床试验发现，中度AD患者认知功能改善存在统计学意义，轻度患者认知功能无明显改善，但脑血流灌注明显有改善作用。

二、血管性痴呆

血管性痴呆（VaD）是一种明显的皮质下痴呆，并伴有执行功能障碍。VaD的现代概念形成于19世纪90年代末，当时人们认识到反复的临床卒中和无症状的多发性缺血性损害能够导致进行性认知功能减退。20世纪70年代Hachiski和Lassen创造了多发性梗死性痴呆（MID）这一术语，至此VaD的概念基本成型。目前认为血管性痴呆（无论是缺血性或出血性、单发或多发）所致的任何类型的痴呆综合征都应归类于VaD。近年来，许多临床和神经心理学研究表明，按目前VaD的诊断标准并不能发现所有血管病所致的认知障碍，尤其是未达到痴呆标准者，不利于早期发现和早期预防。因此，很多学者提出应用血管性认知障碍（VCI）来代替VaD，目的是将VaD的诊断从传统的痴呆标准中脱离出来，更有利于血管性痴呆的早期预防和治疗。

（一）流行病学

卒中相关性VaD被认为是Alzheimer病（AD）之后第二大常见的痴呆。从横断面研究中很难确定VaD的真实患病率，因为有些患者可能在卒中发病前就存在其他疾病导致的痴呆（如AD），不过，在因急性卒中住院的患者中，6%～30%在发病3个月后出现痴呆。流行病研究发现，VaD患病率为1%～8.8%，发病率范围为每年1～3/1000人，如果将合并AD的VaD病例也包括在内，则可达到14/1000人。在亚洲VaD的发病率和患病率似乎多于西方国家。尽管痴呆的患病率随年龄的增长而增加，但是大部分研究发现VaD的患病率随年龄增长没有AD上升快。此外，AD的患病率通常妇女多于男性，尤其是80岁以后，而VaD在男性中常见，尤其是在75岁之前。

（二）病因机制

VaD的病因机制涉及两个方面，最重要的临床决定因素是脑血管病以及脑损害程度，其次是多种危险因素。脑血管病包括与大动脉病变、心源性栓塞、小血管病变及血流动力学机制有关的脑梗死、脑出血、脑静脉病变等。梗死、白质病变、不完全缺血损伤、局部和远处的缺血性功能改变均与VaD的发生及发展有关。根据病理病因学机制通常分为以下几种类型：

（1）多个大的缺血性损害所致多发梗死性痴呆。

（2）重要或战略部位的梗死。

（3）小血管病，患者存在与白质病变有关的多发皮质下腔隙梗死。

（4）出血性损害，通常与硬膜下血肿或脑实质内出血有关。

（5）低灌注型，存在严重低灌注状态，如心脏手术后或服用过量降压药后的患者，可出现分水岭区的缺血。

发病机制一般认为脑血管病的病灶涉及额叶、颞叶及边缘叶系统，或病灶损害了足够容量的脑组织，导致记忆、注意、执行功能和语言高级认知功能损害。

VaD的危险因素包括脑血管病危险因素，高血压、高血脂、心脏病、糖尿病、广泛的动脉粥样硬化、吸烟、年龄及受教育程度低等。其他一些可导致脑缺血或出血性损害的血管病也可导致痴呆，包括脑淀粉样血管病、伴皮质下梗死和白质脑病的常染色体显性遗传小动脉病（CADASIL）、胶原病和血管炎等。

（三）临床表现

VaD是脑血管病所致的痴呆，因此，其临床表现包括认知功能及相关脑血管病的神经功能障碍两个方面。VaD的临床特点是痴呆可突然发生、阶梯式进展、波动性或慢性病程，有卒中病史等。VaD可分为多梗死性、关键部位梗死性、皮质下性、低灌注性、出血性、遗传性、AD合并VaD或混合性痴呆等多种类型。

1.多梗死性痴呆（MID）

为最常见的类型，主要有脑皮质和皮质-皮质下血管区多发梗死所致的痴呆。临床上常有高血压、动脉粥样硬化、反复多次缺血性脑血管事件发作的病史。典型病程为突发（数天至数周）、阶梯式加重和波动性的认知障碍。每次发作遗留或多或少的神经与精神症状，最后发展为全面和严重的智力减退。典型临床表现为一侧的感觉和运动功能障碍，突发的认知功能损害、失语、失认、失用、视空间或结构障碍。早期可出现记忆障碍但较轻，多伴有一定程度的执行功能受损，如缺乏目的性、主动性、计划性，组织能力减退和抽象思维能力差等。

2.关键部位梗死性痴呆

指与高级皮质功能有关的特殊关键部位缺血病变所致的痴呆，这些损害为局灶的小病变，可位于皮质或皮质下。皮质部位包括海马、角回和扣带回等，皮质下部位常见于丘脑、尾状核和苍白球、穹隆、内囊膝部，小梗死也会引起认知障碍。患者表现记忆障碍，情感淡漠，缺乏主动性，发音困难、嗜睡或意识障碍等。

3.皮质下血管性痴呆或小血管性痴呆

皮质下血管性痴呆包括腔隙状态和Binswanger病，与小血管病变有关。以腔隙梗死、局灶和弥散的缺血性白质病变和不完全性缺血损伤为特征。早期临床表现包括执行功能和信息加工障碍、记忆障碍、行为异常及精神症状。执行功能障碍，包括目标制定、主动性、计划性、组织性、排序和执行能力、抽象思维能力等下降。记忆障碍的特点是回忆损害明显而再认和提示再认功能相对保存完好，遗忘不太严重。行为异常和精神症状包括抑郁、人格改变、情绪不稳、情感淡漠、迟钝、两便失禁及精神运动迟缓。

其他少见类型的VaD，包括出血性、遗传性脑血管病如CADASIL、各种原因造成的脑血流低灌注等，除有认知功能减退或痴呆表现外，还伴有相应疾病的病史及其他临床表现。

（四）辅助检查

1.神经影像学

脑部CT或MRI显示脑血管病变的征象，如不同部位的梗死灶及白质疏松，脑室扩大及局限性萎缩。但是，影像学异常的形式和程度与认知障碍的关系并不明确，有研究认为梗死体积>30ml有意义，>100ml肯定导致痴呆。但也有研究认为梗死体积1~30ml只要累及关键部位即可导致认知障碍。近年来，最重要的发现是明确了白质病变（WML）是导致认知功能减退的主要原因，一般认为WML达到相应脑白质的30%~60%即有临床意义。在皮质下梗死患者中，脑室扩大与认知功能的相关性比梗死体积更强。

2.SPECT单光子发射计算机扫描（SPECT）

可以探测局部脑血流（rCBF），显示皮质梗死部位或受损皮质下结构投射纤维的相应皮质或大脑局灶性低灌注状态。VaD患者脑血流灌注低于正常老年人，且脑血流的减少是局限性，即"斑片状"。这种不对称、区域不固定的脑血流减少可涉及两侧大脑半球各叶皮质、白质及基底节，而有别于AD。

3.神经心理学检查

常用的神经心理学检查量表包括简易精神状态量表（MMSE）、长谷川痴呆量表（HDS）、Blessed痴呆量表（BDRS）、日常生活功能量表（ADL）、临床痴呆评定量表（CDR）和Hachinski缺血量表（HIS）等，以评定脑功能受损情况。

（五）诊断

目前VaD诊断标准之多，缺乏一致的认识。临床常用的标准包括美国精神疾病统计和诊断手册第4版（DSM-IV）、WHO疾病分类第10修订版（ICD-10）。美国加州AD诊断和治疗中心（ADDTC）标准以及美国国立神经系统疾病和卒中研究所与瑞士神经科学研究国际协会（NINDS-AIREN）。前两个标准是用于管理目的和随访疾病的分类标准，后两者制定的VaD标准是用于学术研究目的的诊断工具，对VaD的特征和症状作了便于操作的规定。这两个标准都包括了诊断VaD的三个要素：痴呆、脑血管病和两者之间的合理相关性。ADDTC标准敏感性高，而NINDS-AIREN标准的特异性高。但是以上这些关于VaD的诊断标准主要依据AD的特征性症状，如记忆力下降和一个或多个认知功能损害、症状明显影响生活能力等。这些标准往往偏重于记忆障碍，而VaD的记忆减退相对于AD较轻或不是主要症状，但可有严重认知功能损害。这些标准易漏掉一些认知功能已受脑血管病影响，但未达到明显痴呆程度的轻型VaD患者，甚至常将伴有轻微脑血管损害的AD诊断为VaD。

2002年中华医学会神经病学分会专门制定了我国的血管性痴呆诊断标准。

1.临床很可能血管性痴呆

（1）痴呆符合DSM-IV-R的诊断标准。

（2）脑血管疾病的诊断：临床和影像表现支持。

（3）痴呆与脑血管病密切相关，痴呆发生于卒中后3个月内，并持续6个月以上，或认知功能障碍突然加重，或呈阶梯样逐渐进展。

（4）支持血管性痴呆的诊断。

①认知功能损害的不均匀性（斑片状损害）。

②人格相对完整。

③病程波动，有多次脑卒中史。

④可呈现步态障碍、假性延髓性麻痹等体征。

⑤存在脑血管病危险因素。

2.可能为血管性痴呆

（1）符合上述痴呆诊断标准。

（2）有脑血管病和局灶性神经系统体征。

（3）痴呆和脑血管可能有关，但在时间和影像学方面证据不足。

3.确诊血管性痴呆

临床诊断为很可能或可能血管性痴呆，并由尸检或活组织检查证实不含超过年龄相关的神经元纤维缠结（NFTs）或老年斑（SP）数，以及其他变形疾病的组织学特征。

4.排除性诊断

（1）意识障碍。

（2）其他神经系统疾病引起的痴呆。

（3）全身疾病引起的痴呆。

（4）精神疾病（抑郁症等）。

（六）鉴别诊断

1.阿尔茨海默病

两者都是老年患者常见的痴呆，临床表现也有不少类似之处。但VaD的认知功能以执行功能障碍为主，而AD以记忆障碍为主，而且发展有明显的阶段性。脑血管病病变以及神经影像学改变可帮助诊断VaD。

2.正常颅压脑积水

当VaD出现脑萎缩及脑室扩大时，常需与正常颅压脑积水鉴别。后者通常表现为进行性智力减退、共济失调步态、尿失禁三大主征，发病隐匿，除可能有蛛网膜下隙出血史外，一般无卒中病史，头颅影像检查缺乏梗死证据主要表现脑室扩大。

（七）治疗

治疗原则包括预防卒中、改善认知功能和控制精神行为异常。

1.卒中的预防

包括一级和二级预防，高血压、高脂血症、糖尿病以及心脏疾病的控制尤为重要，特别是高血压，目前有很充足的证据被认为是VaD的危险因素，业已证实，对单纯收缩期高血压，进行降压治疗能降低VaD的发生率。

2.改善认知功能症状的治疗

用于缓解症状或减慢病程的药物研究已显示出有希望的结果，丙戊茶碱、己酮可可碱、尼麦角林，吡拉西坦、泊替瑞林等，尽管临床研究结果有相互矛盾的地方，不过它们对VaD患者有一定神经保护作用，能改善认知功能。胆碱酯酶抑制剂如多奈哌齐、利斯的明及加兰他敏现已应用于临床。美金刚近年来也应用于VaD的治疗，取得了一定的疗效。

3.控制行为和精神症状

根据其不同症状给予相应的抗精神病药物。

4.神经功能的康复训练

除运动功能康复外，语言及其他认知功能及日常生活能力训练，对卒中患者痴呆的预防尤为重要。

第二节　老年痴呆症的护理

一、护理诊断

（一）有受伤的危险

与神智错乱、走路不稳、记忆遗忘有关。

（二）自尊紊乱

与短时记忆遗忘有关。

（三）思维过程紊乱

与认知能力改变有关。

（四）社交障碍

与患者的理解力下降、记忆力减退有关。

（五）自理能力缺陷

与患者智力减退有关。

二、护理措施

（一）一般日常生活护理

1.环境要求

居住环境要清洁、空气新鲜、温度适宜；地面平整、无水渍，防止患者滑倒；室内物件摆放、布局有选择性；病室有条件时最好置于监护人的视野内，防止意外发生。

2.起居护理

合理安排患者作息时间，使之生活规律；陪护其进行适度功能锻炼，白天尽量活动，不要睡得过多；睡前排空大小便，保证其夜间睡眠。协助晨晚间护理，协助患者洗澡。定期更换患者衣服，选择扣子简单、前面开口的宽松衣服，鞋子要求舒适简单、易穿脱的平底鞋。定期修剪患者指甲、头发和刮胡须，保持皮肤清洁，防止皮肤感染。

3.饮食护理

定时、定量进食，固体食物和液体食物分开进食，对暴饮暴食患者要控制其进食量，对于拒绝进食的患者，应鼓励其与他人一起进餐，以增进食欲；对自理困难者，要协助喂食，一次不要喂食太多，速度不宜太快，防止呛噎；饮食应冷热适宜，保证患者充足的营养，如患有其他疾病，按其他疾病需求进行饮食护理。

（二）安全护理

（1）减少或防止危险因素的发生，如行走步态不稳者给予搀扶，穿防滑鞋，防跌伤、碰伤；避免让患者独处。

（2）洗澡时水温不可过高，热水瓶放在不宜碰到的地方，有毒物品加锁保管，锐器物品放在隐蔽处，远离明火，避免老年人使用电热毯等，防止患者烫伤、误食、割伤、烧伤、触电等。密切观察患者病情、心理和行为变化，及时采取有效应对措施并反馈医生。

（3）严重痴呆症患者需专人陪护，同时要给患者佩戴身份识别卡，以防走失。

（三）病情观察

老年痴呆症患者大都起病隐匿，病情发展缓慢，病程呈进行性发展。所以，护理人员要细心观察患者的病情变化，特别是当患者因人格改变继而出现精神症状的时候，要及时通知医生处理，避免因患者出现幻觉、错觉、妄想等精神症状而发生自伤或其他意外情况。

（四）对症护理

（1）对行为退缩、生活懒散的患者要进行行为训练，同时鼓励患者参加工娱治疗活动，以促进患者记忆和行为的改善。

（2）对记忆障碍的患者，回忆治疗是一项有效的护理措施，当痴呆老人由衷地谈论记忆起的愉快事件时，他们的语言变得较流畅；对健忘老人应多尊重、爱护和鼓励，避免大声训斥；经常用老人敏感且愉快的语言刺激，呼唤记忆力的恢复。

（3）定向力障碍的老年痴呆患者，原则上不允许患者单独外出，但为了防止意外走失，要让其随身携带写有家庭地址、亲属联系方式和回家路线的卡片。

（五）用药护理

注意观察药物疗效和不良反应，石杉碱甲（哈伯因）对认知功能、日常生活能力有改善，主要不良反应是消化道症状。多奈哌齐（安理申）虽可改善患者的认知功能，但会出现腹泻、肌肉疼挛、乏力、恶心、失眠等不良反应。患者服药时护理人员应注意看服到口，重症老人不宜吞服时可溶解到水中再服下，管理好药物防止有抑郁症状的老年人藏药自杀。

（六）心理护理

部分老年痴呆症患者内心孤独、压抑、固执、自我、脆弱、敏感，护理人员要有职业道德观和同情心，理解患者的内心感受，耐心倾听患者的主诉，语言应亲切、礼貌，合理运用肢体语言，与患者沟通，并及时给予认同、安慰和鼓励。对存在精神异常、情感障碍较重的患者，给予恰当的心理疏导可明显改善患者的病态情感反应；对反应较迟钝及智力减退的患者，要更加重视，维护老人的自尊。

（七）健康教育

1.疾病知识指导

给患者及家属介绍该病的特征、临床表现，指导家属为患者做好日常生活照料，正确认识患者的生理和心理变化特征，以及如何帮助患者进一步恢复生活功能和社会功能，延缓痴呆进展速度。

2.社区及家庭护理指导

患者要住在熟悉的环境，由熟悉的人来照顾，合理安排患者的日常生活，督促患者尽量外出参加简单的劳动和文体活动。指导家属掌握与老年痴呆症患者沟通交流及社交能力训练方法，比如训练进食、如厕、正确使用物品等；对于记忆力减退者训练其使用备忘录等。

3.预防指导AD

预防应从中年开始，积极用脑，劳逸结合，保持良好的兴趣和开朗的性格，多吃富含锌、锰、硒等健脑食品，如海产品、乳类、豆类、坚果类等，戒烟戒酒，避免使用铝制厨具，预防脑血管病、糖尿病，避免使用镇静药等。

第四章　老年呼吸系统疾病护理

第一节　老年肺炎

肺炎是老年人的临床常见病，也是导致老年人死亡的主要原因。与一般人群所患肺炎相比，老年人肺炎具有不同的特点，若能针对其特点，采取必要的措施，进行积极预防、早期诊断、合理治疗，对于提高对老年人肺炎诊治水平、改善预后、降低病死率、减低医疗费用等都具有重要意义。

一、流行病学

在老年人中，肺炎是发病率高、病死率高、危害大的疾病。尽管有越来越多强效、广谱的抗生素可以应用，但肺炎仍是导致老年人死亡的最常见感染性疾病，给社会、家庭造成的损失不可估量。在抗生素广泛运用于临床之前，老年肺炎的发生率大约是青年人的10倍，50%以上的肺炎患者是65岁以上的老人。北京某医院死因分析显示，肺炎死亡中，89%在65岁以上，肺炎已经成为80岁以上老人死亡的第一病因。调查发现，<45岁人群中肺炎患病率为每10万人口中有91人，<65岁的老年人肺炎患病率可达每10万人口中有10123人，而老年人肺炎病死率是非老年人的3~5倍。国外老年人肺部感染病死率为24%~35%，年轻人仅为5.75%~8.00%，而国内老年人肺部感染病死率高达42.9%~50.0%。目前，老年肺炎的患病率和病死率仍是严重问题，肺炎也是导致老年人死亡中最常见的感染性疾病。据统计，1996~2001年全国呼吸系统疾病死亡人数，占总死亡人数的18%，仅次于心脑血管病和癌症，位居第三。在众多的呼吸道疾病中，肺炎是主要死因。70岁以上肺炎患者病死率大于25%；在死亡老年人中，约有半数以上伴有程度不同的肺炎。肺炎在老年患者尸检中的发现率为25%~60%。北京医院资料显示，60岁以上尸检中存在肺炎者有45%。解放军总医院统计146例老年肺炎尸检病例，占同期老年尸检的31.1%。美国1995年的统计结果表明，肺炎列死亡顺位的第6位，而在老年人升至第四位，在感染性疾病中位列第一。在因肺炎死亡的患者中，85%为65岁以上的老年人。70岁以上者肺炎病死率成百倍地增加。美国估计每年有100万老年肺炎需住院治疗，估计在美国仅老年肺炎每年医疗费就超过10亿美元。

另外，由于在老年人中，吸入性因素很常见，所以吸入性肺炎在老年患者中占重要地位。据统计，社区获得性肺炎中5%~15%为吸入性肺炎，吸入性肺炎占住院老年性肺炎的15%~23%，其病死率占所有因老年肺炎死亡病例的近1/3。需要注意的是，不是所有吸入性肺炎都有明确吸入病史。研究显示，约40%的老年肺炎患者并无明显的吸入病史，此类病例被称为隐性吸入，如急性脑卒中的患者中，有2%~25%的患者存在隐性吸入。吸入性肺炎在老年人中尤其是存在中枢神经系统疾病的老年人中很常见，这也是老年人吸入性肺炎难以治疗、病死率高的主要原因。老年人吸入性肺炎患者中，发病原因多为脑血管病，如脑卒中，患者10%死于肺炎，最主要的就是吸入性肺炎。中枢神经系统大脑基底核脑血管病变，可导致黑质、纹状体产生的多巴胺减少，迷走神经释放到咽部和气道的神经肽，即P物质减少。而P物质被认为是吞咽和咳嗽反射的原动力，因此造成咽喉功能减退或受到抑制，表现为咳嗽和吞咽反射障碍。吸入过程多发生在进食和睡眠中，吸入时若将咽喉部寄植菌带入下气道，便可导致肺部感染。ACEI类药物引起血清和（或）气道中P物质增加，可能是其减少吸入性肺炎的机制之一。现在已经开始将ACEI类药物作为老年人吸入性肺炎的防治手段之一。

除吸入性因素外，老年人肺炎的发生还有其他危险因素：

（1）呼吸道组织结构退行性变。老年人由于鼻、喉黏膜具有不同程度的萎缩变质，加温及湿化气体功能，喉头反射与咳嗽反射减弱等，导致上呼吸道保护性反射减弱，病原体容易进入下呼吸道；老人鼻部软骨弹性降低，吸入阻力增加，用口呼吸增多，易于产生口咽干燥，加之口腔卫生不良或原有咽喉、口腔内的慢性病灶，病原体易在上呼吸道定植，并且繁殖，发生支气管-肺部吸入性感染；喉、咽腔黏膜萎缩，感觉减退所引起的吞咽障碍，使食物容易呛入下呼吸道。骨质疏松，脊柱后凸和肋软骨钙化，肋间肌和辅助呼吸肌萎缩，胸廓活动受限，并由扁平胸变为桶状胸，使肺通气功能下降；气管支气管黏液纤毛功能下降，咳嗽反射差，肺组织弹性减退等导致排痰功能降低。

（2）合并多种慢性基础疾病伴随老龄出现的多种慢性疾病，易于导致老人的肺部感染率和病死率增加。临床观察发现，99%的老年肺炎患者至少患有一种或多种基础疾病。刘慧等报道老年人肺炎合并基础疾病者达67.1%，孙勇等报道老年人肺炎合并基础疾病者达76.1%，合并2种基础疾病者35.3%，Riquelme等对101例老年肺炎分析发现，30%患有慢性阻塞性肺疾病，38%有心脏疾病，26%有神经系统疾病，17%有糖尿病，5%有恶性肿瘤，4%患有肾衰竭和4%有肝脏疾病。易于诱发老人发生肺炎的疾病常见于糖尿病、COPD、充血性心力衰竭、脑血管病、肿瘤、营养不良、痴呆、帕金森病、水肿、失动等。

（3）免疫力减弱老龄化带来的免疫老化也促进了老年人呼吸道感染的发生。越来越多的最新数据表明，中性粒细胞的功能受损，即吞噬和杀灭病原微生物的能力下降，是老年呼吸道感染防御降低的原因之一。老年人最常见的免疫缺陷是适应性的免疫反应下降，表现为幼稚T细胞亚群减少，细胞因子产物（尤其是IL-2）和重要的细胞表面受体（IL-2受体、CD28）显著下降，以及由抑制T细胞免疫的炎症因子（如IL-10、前列腺素E2等）引起的T细胞反应受抑制。

（4）流行性感冒。已证实流感是导致老年人肺炎发生率和病死率增加的一个重要原因。

（5）其他因素如长期吸烟，各器官功能下降，御寒能力降低，容易受凉感染，营养不良，集体居住，近期住院，气管插管或留置胃管，健康状态较差，近期手术，加之行动障碍，长时间卧床，睡眠障碍而长期使用安眠药等均可增加老年人肺炎的易感性。

另外，老年肺炎中以中毒型肺炎，即休克性肺炎多见。据有关资料报道，老年肺炎中2/3为中毒型，这可能与老年人机体抵抗力低下有关，感染后容易波及全身，从而引发感染中毒性休克反应。它可以是原发的，也可以继发于慢性呼吸道感染基础上，或继发于其他系统疾病，特别是脑血管病、心血管病、糖尿病及肝、肾等疾病。

老年性肺炎病死率高，主要包括以下原因：

（1）病原体变迁。

（2）不合理使用抗生素。

（3）病原学检查困难。

（4）临床表现不典型。

（5）医院获得性肺炎。

（6）免疫功能低下。

（7）呼吸道防御机制下降。

（8）基础病多。

二、定义和分类

肺炎按照发病地点过去传统分为3种：

（一）社区获得性肺炎（CAP）

是指在社区环境中罹患的感染性肺实质炎症，包括在社区感染而在住院后（通常限定为入院48h内或在潜伏期内）发病者；

（二）护理院获得性肺炎（NHAP）

其发生率、严重程度和预后等方面介于CAP和HAP之间

（三）医院获得性肺炎（HAP）

指患者入院时间≥48小时后发生的肺炎，且入院时未处于潜伏期。HAP又可再分为早发HAP（住院5天）和晚发HAP（住院时间＞5天）。

其中，NHAP的发病率为69～115/1000居住者，介于CAP和HAP之间，是CAP的2～3倍。10余年来，发现肺炎住院患者通常是由于多种耐药（MDR）病原菌引起。其原因包括在院外广泛使用广谱口服抗生素、门诊输注抗生素增加、过早让患者从急诊室出院、老年人增加及过度使用免疫调节治疗。目前ATS根据是否存在MDR病原菌所导致的感染将肺炎分为社区获得性肺炎（CAP）和医疗保健相关性肺炎（HCAP），HCAP包括医院获得性肺炎（HAP）和呼吸机相关性肺炎（VAP）。新的分类方法主要是指导经验性使用抗生

素，但也存在缺陷，如不是所有的MDR病原菌都与危险因素相关，诊断过程中，应进行个体化考虑，如存在MDR感染的危险因素也不能排除存在引起CAP的常见病原菌。HCAP临床情况与可能的致病菌关系见表14-1。

临床情况	病原菌			
	MRSA	铜绿假单胞菌	不动杆菌属	MDR肠球菌
住院＞48小时	+	+	+	+
3个月前住院＞2天	+	+	+	+
家庭护理或医疗保健机构	+	+	+	+
前3个月使用过抗生素		+		
慢性透析	+			
家庭输液治疗	+			
家庭创伤护理	+			
家人有MDR感染	+			

注：MDR：多重耐药；MRSA：耐甲氧西林金黄色葡萄球菌

三、临床特点

老年社区获得性肺炎（CAP）大多数起病缓慢，于冬春季节变化时多发。由于老年人各系统、器官的储备功能丧失，以及应激反应受损，某器官系统的疾病会导致另一器官系统的失代偿，导致疾病的不典型表现，即临床表现各异。但老年人在突然发生疾病或疾病加重时，又会出现一些共有的表现，这些共有的表现被归纳为四个"I"：即活动受限，稳定能力下降，便失禁，意识障碍。这些表现非常常见，几乎任何疾病都可以有上述4种症状。

（一）基础疾病多

老年人肺炎往往伴有基础疾病，如慢性支气管炎、慢性阻塞性肺气肿及肺心病、高血压、冠状动脉粥样硬化性心脏病、糖尿病、脑血管疾病、肺癌等。

（二）发热等全身症状

老年性肺炎患者体温正常或不升高者达40%～50%，而且即使发热也大多数都是轻、中度的发热。Moreira等采用回顾性研究以比较257例住院的≥65岁老年人和＜65岁非老年人CAP患者的临床特征为主。老年人组54.1%的患者发热，非老年人组81.5%的患者发热。与非老年组相比，老年肺炎临床表现不典型，常缺乏发热、胸痛、咳嗽、咳痰等。往往表现为意识状态下降、不适、嗜睡、食欲缺乏、恶心、呕吐、腹泻、低热，甚至精神错乱，大小便失禁或原有基础疾病恶化。有研究提示呼吸频率增快（超过26次/分）可能是个很好的预示下呼吸道感染的指标，通常呼吸困难较其他临床表现早出现3～4天。老年性肺炎患者更多地表现为乏力、食欲缺乏。部分老年患者可表现为其他系统为主的临床表现，如消化系统症状。孙勇等回顾性分析113例老年肺炎患者的临床资料消化道症状49例

（43.3%），意识障碍46例（40.7%），口唇周疱疹27例（23.8%）。

（三）呼吸道症状

只有半数的患者有咳嗽和咳痰。老年人咳嗽无力、痰多为白色黏痰或黄脓痰、少数患者表现为咳铁锈色痰及痰中少量带鲜红色血。呼吸困难较常见。胸痛表现也相对少见，Moreira等比较老年人组胸痛27.0%，非老年人组为50.0%。

（四）肺部体征

老年肺炎肺部体征可因脱水、浅快呼吸、上呼吸道传导音干扰等因素而改变，所以常不具备诊断意义。通常也缺乏肺实变体征。典型肺实变少见，主要多表现为干湿性啰音及呼吸音减低。并发胸腔炎时，可听到胸膜摩擦音，并发感染中毒性休克可有血压下降及其他脏器衰竭的相应体征。

（五）并发症多

老年性肺炎并发症较多，最常见并发呼吸衰竭和心力衰竭，尤其已经有缺血性或高血压性心脏病的患者，心律失常颇常见。约1/3老年肺炎患者特别是年龄＞85岁的患者易于并发急性意识障碍和精神障碍，如谵妄等。其他如酸碱失衡，水、电解质紊乱，消化道大出血、急性心肌梗死及多器官衰竭常见。

（六）血常规检查

老年人发生肺炎时可无白细胞升高，并且多不升高，白细胞升高仅占半数或更低，90%有核左移，50%有贫血。

（七）血生化及炎症指标检查

血C-反应蛋白增加（CRP）、前降钙素原（PCT）增高提示细菌感染并依此可以判断感染程度及对治疗反应的依据，D-二聚体水平增高，提示感染严重度、凝血受累及是否合并肺动脉栓塞，其动态变化对判断老年重症肺炎的预后具有重要的意义。重症肺炎伴有肝、肾功能及心肌细胞累及时可有 ALT、AST、BIL、LDH、CK、CK-MB、BNP、BUN、CRE增高，合并横纹肌溶解可有血肌红蛋白明显增高伴有 LDH、CK 的明显增高，常伴低钠血症、偶伴高钠血症。

（八）影像学检查

X线检查是肺炎最可靠的诊断手段，但对老年肺炎的诊断则欠缺可靠性。日本学者村上元孝对51例老年肺炎部位的X线诊断与病理解剖结果对比观察，结果只有37例X线照片上考虑有肺炎。考虑原因是老年肺炎患者呼吸次数增加，有的老年肺炎患者则不能在拍片时做呼吸暂停动作，而拍出的X线片效果降低，不易做出诊断；另外的原因是部分老年肺炎患者不易搬运，只能用床旁机拍片，效果不佳，从而影响X线诊断。

X线胸片或（和）胸部CT检查多呈小片状或斑片状影，少数呈大片状、网状影。可发生于单侧或者双侧，肺炎类型可以表现不一致，以支气管炎、小叶性肺炎多见，王新梅等统计支气管肺炎样表现约51.2%，间质性肺炎样表现约24%，大叶性肺炎样约15.2%，肺脓肿约8%，球形肺炎约15.2%，同时伴有胸腔积液者17.6%，伴肺不张者10.4%。老年吸入性肺炎好发于右肺下叶，多为支气管肺炎、间质性肺炎和肺部实变表现，并有肺不张、肺脓肿、肺气肿及肺纤维化等并发症。特别要指出的是老年肺炎在感染早期、脱水状态和白细胞减少症的患者中，X线可表现为相对正常。COPD和肺大疱的患者也常无肺炎的典型表现。合并肺间质纤维化、ARDS或充血性心力衰竭时，肺炎难以与基础病鉴别。

（九）细菌学检查

老年人CAP和HAP留取标本相对困难，即使能够获取标本，也有被寄植菌污染的可能，因此明确病原菌更加不易。VAP可经过气管镜采集痰标本，对明确病原菌有意义。我国采取痰培养和血培养方法检测老年性肺炎的病原菌。痰检查是发现老年肺炎肺部异常最有效辅助诊断方法。

1.痰细菌学检查

人体喉以上呼吸道黏膜表面及其分泌物含有众多的微生物，"正常菌群"包括21属、200种以上，而且细菌浓度可以非常高。老年、重症或住院患者上呼吸道细菌定植明显增加。正常菌群中某些污染菌营养要求低、生长迅速，影响痰液中致病菌的分离普通痰培养易受定植菌污染，加上老年人咳痰往往困难，所以直接留痰检查特异性较差。经纤维支气管镜吸引痰液的侵袭性检查能提高检查的特异性，但是会增加检查的困难性、风险性及检查费用。由于这些原因，所以在老年肺炎诊断中的作用存在许多争议。现在的观点是，单纯痰菌检查阳性不能确立肺炎的诊断，只能提供一些辅助信息；在应用抗菌药前的痰菌检查有利于经验性用药的选择。重症肺炎可因痰菌检查而受益。对重症病例、疑难病例或抗感染治疗失败的病例以及免疫抑制宿主肺部感染，需要有准确的病原学诊断，应积极采用可避免口咽部定植污染的下呼吸道标本直接采样技术。现有方法主要包括环甲膜穿刺经气管吸引、经胸壁穿刺肺吸引、经纤维支气管镜或人工气道吸引或防污染标本毛刷采样、经纤维支气管镜防污染支气管肺泡灌洗等，各有优缺点，由于均系创伤性检查，选用时应注意掌握指征。但不推荐为老年肺炎的临床常规检查方法。

除痰培养外，尚需作痰直接涂片，若鳞状上皮细胞 < 10/HP，白细胞 > 25/HP，痰培养结果可信度较高。

2.血细菌学检查

老年人菌血症较青年人多见。一项研究对192例24小时内无发热的老年肺炎患者进行血培养，25例阳性，说明发热并非血培养的绝对指征。

3.其他检查

可采用血清学或PCR方法检测军团菌、支原体、衣原体及病毒等病原体。当其滴度呈4倍以上增长时更具有临床诊断意义，但有时滴度增高时需要一定的时间，往往作为回顾性的诊断。目前PCR技术临床仅用于分枝杆菌及肺孢子菌的检测，对其他病原体检测还仅限于实验室研究。

（十）病原学

大多研究都提示老年肺炎在致病菌方面有自己的特点。国外许多学者对社区获得性肺炎（CAP）的病原体做了相关研究，感染的病原体包括细菌、病毒、真菌和原虫，门诊和住院患者的病原菌具有区别（表14-2），新的肺炎致病菌包括handaviruses、偏肺病毒、引起急性严重呼吸综合征的冠状病毒及社区获得性耐甲氧西林金黄色葡萄球菌（CA-MRSA），CAP主要是细菌感染所致，其中最重要的是肺炎链球菌和流感嗜血杆菌，且多数研究显示肺炎链球菌是最常见的病原体。老年患者由于基础疾病多、免疫力低下易致反复感染，其革兰阴性杆菌感染的概率明显增加。在考虑常见病原菌以外，也要结合危险因素和患者的严重程度来判断是否存在非典型病原菌（如病毒、支原体、衣原体、嗜肺军团菌等），常见的病毒有流感病毒、腺病毒、呼吸道合胞病毒及副流感病毒等，非典型病原体对B-内酰类抗生素治疗无效，选用抗病毒药物或大环内酯类药物治疗，此外，有10%～15%的CAP为典型与非典型病原体混合感染。有吸入危险因素时，要考虑存在厌氧菌的感染，厌氧菌肺炎往往合并有肺脓肿、肺内小脓肿和肺炎旁胸腔积液。金黄色葡萄球菌肺炎通常与伴发流感病毒感染，但近年来发现MRSA是CAP的原发病原菌，尽管很少见，但临床医生必须意识到MRSA感染可引起严重的后果，目前还不清楚是医院的MRSA带到社区，还是社区本身就存在MRSA。但CA-MR-SA可引起健康人的感染，与患者的健康情况无关。国内统计资料显示，在社区获得性肺炎（CAP）中，链球菌肺炎是老年肺炎的最常见致病原，嗜血流感杆菌占第2位，革兰阴性杆菌较少见。但是在CAP的病原菌检测中，有50%以上的患者不能检测出病原菌，只能根据流行病资料结合危险因素判断可能的病原菌（表14-3）。

表14-2 CAP门诊和住院患者的病原菌

门诊患者	未住ICU患者	住ICU患者
肺炎链球菌	肺炎链球菌	肺炎链球菌
肺炎支原体	肺炎支原体	金黄色葡萄球菌
流感嗜血杆菌	肺炎衣原体	军团菌属
肺炎衣原体	流感嗜血杆菌	G-杆菌
C.pneumoniae	军团菌属	流感嗜血杆菌
呼吸道病毒*	呼吸道病毒*	

注：病原菌按发生顺序排列

1CU：重症监护病房；*流感病毒A和B、腺病毒、呼吸道合胞病毒

医疗保健相关性肺炎（HCAP），以前多数研究集中在呼吸机相关性肺炎（VAP），但从引起肺炎的病原菌及治疗策略角度看，治疗VAP与治疗HAP和HCAP的策略相似，不同于CAP的治疗策略。其共同点是治疗策略都依赖于痰培养作为微生物的诊断。其感染的病原菌均为在医院或医疗保健相关场所的定植菌。所以美国胸科学会（ATS）最新的分类为

HCAP，其中包括VAP和HAP，但这一分类仍存在缺陷。

表14-3　CAP根据流行病资料结合危险因素判断可能的病原菌

危险因素	可能病原菌
醉酒	肺炎链球菌，口腔厌氧菌，肺炎克雷伯杆菌，不动杆菌属，分枝杆菌，结核杆菌
COPD或吸烟	流感嗜血杆菌，铜绿假单胞菌，军团菌，肺炎链球菌，卡他莫拉菌，肺炎衣原体
结构性肺疾病（如支气管扩张）	铜绿假单胞菌，金黄色葡萄球菌，Burkholderia cepacia
痴呆，脑卒中	口腔厌氧菌
意识状态下降	G-肠杆菌
肺脓肿	CA-MRSA，口腔厌氧菌，真菌，结核杆菌，非典型分枝杆菌
到Ohio或St.Law-　rence河谷旅游	组织胞质菌
到美国西南旅游	Hantvirus，Coccidioides spp
到东南亚旅游	禽流感病毒，Burkholderia pseudomallei
2周前住旅馆或乘船旅游	军团菌
当地流感流行	流感病毒，金黄色葡萄球菌，肺炎链球菌
接触鸟或蝙蝠	组织胞质菌
暴露鸟	鹦鹉衣原体
暴露兔	Francisella tularensis
暴露绵羊、山羊、parturient猫	Coxiella burnetii

注：CA-MRSA：社区获得性耐甲氧西林金黄色葡萄球菌；COPD：慢性阻塞性肺病

在呼吸机相关性肺炎（VAP）中，病原菌分为多重耐药菌（MDR）和非多重耐药（non-MDR）菌（表14-4），非多重耐药肺炎中常见的病原菌与重症CAP相同，为肺炎链球菌、其他链球菌、流感嗜血杆菌、MSSA、抗生素敏感的肠球菌、肺炎克雷伯杆菌、肠杆菌属、变形杆菌和其他革兰阴性杆菌则常见，约占50%～70%，发生于机械通气5天内。多重耐药菌（MDR）常见的病原菌有铜绿假单杆菌、MRSA、不动杆菌属、抗生素耐药的肠球菌、产超广谱酶（ESBL）的克雷伯杆菌及肺炎军团菌等。铜绿假单杆菌、MRSA、不动杆菌属可以从一个医院传到另一个医院、也可以从一个病房传到另一个病房，因此尽管是早发VAP，如具有MDR菌危险因素，在治疗中也要考虑到其为致病菌的可能。真菌和病毒很少引起VAP，也很少引起病毒的暴发流行。VAP的危险因素包括机械通气时间延长、口腔和咽喉部及气囊上方的定植菌的吸入，细菌可以在气管插管表面形成生物膜阻止抗生素和机体对其杀菌作用，最主要的危险因素是抗生素选择压力及院内或病房内的交叉感染。

下呼吸道的防御机制目前还不清楚，因为所有插管的患者均有微量吸入，但只有约1/3的患者并发VAP。有研究表明因脓毒血症和创伤入ICU的重症患者，免疫功能处于麻痹状态，可持续几天，这可以引起VAP的发生，但其免疫麻痹的机制还不清楚，有研究表明高血糖可影响中性粒细胞的功能，因此，VAP患者可输注胰岛素将血糖控制在正常水平，但一定要注意低血糖的发生。VAP的发病机制和预防策略见表14-5。

表14-4 VAP的常见病原菌

非MDR病原菌	MDR病原菌
肺炎链球菌，其他链球菌	铜绿假单胞菌
流感嗜血杆菌	MRSA
MSSA	不动杆菌属
抗生素敏感的肠球菌	耐药肠球菌
大肠埃希菌	大肠埃希菌
肺炎克雷伯杆菌	产ESBL克雷伯菌属
Proteus spp	军团菌属
肠杆菌属	Burkholderiacepacia
Serratia marcesens	Aspergillus spp

注：MDR：多重耐药；ESBL：产超广谱酶；MSSA：甲氧西林敏感金黄色葡萄球菌；耐MRSA：耐甲氧西林金黄色葡萄球菌

表14-5 VAP的致病机制与相应的预防策略

致病机制	预防策略
口咽部细菌寄植	避免长时间使用抗生素
气管插管期间大量口咽部的吸入	昏迷患者短期预防使用抗生素[a]
胃食管反流	幽门后肠内营养。避免过多胃
	内残留物
	使用胃动力药物
胃内细菌过快生长	避免应用为预防消化道出血抑
	制胃酸的药物，增加胃液pH
	使用非消化道吸收抗生素进行
	选择性消化道去污染（SDD）[b]
其他寄植细菌患者的交叉感染	洗手，特别是用酒精擦洗，加强感染控制教育[a]
	隔离，重新使用设备的清洗
大量吸入	气管插管，避免使用镇静剂，小肠减压
延着气管插管周围微量吸入	
气管插管	无创机械通气[a]
上有创呼吸机时间过长	进行每日唤醒[a]，撤机试验[b]
吞咽功能异常	早期行气管切开[a]
气管插管囊上分泌物	抬高床头[a]，使用特殊气管插管持续囊上滞留物吸引[b]
	避免插管，减少镇静剂及转运
免疫功能下降	控制血糖[a]，降低输血指征，特殊成分肠内营养

注：a预防策略至少有一项循证医学证实有效；b预防策略循证医学结果阴性或存在争议医院获得性肺炎（HAP）和VAP病原菌相似，主要区别在于HAP有气管插管，其免疫功能好及感染的病原菌多为非多耐药菌，因此在治疗中多考虑单一抗生素治疗。吸入是HAP的常见危险因素，未插管的患者易引起大量的吸入及因呼吸道感染导致低氧血症均是引起厌氧菌感染的可能，但临床上没有明确的大量吸入的患者，也不必选用厌氧菌抗生素的治疗。HAP和VAP不同的是HAP很难获得病原学结果，因未插管，痰留取很困难，而且很难留到合格的痰，血培养阳性结果低于15%，因此在治疗过程中，没有细菌结果来指导抗生素的选择。在MDR菌高危因素中，治疗过程中很少可能进行降阶梯治疗，但在非ICU的患者，患者具有好的抵抗力，抗生素治疗的失败率及患者的病死率明显低于VAP。

国内目前仍用过去的分类方法进行研究，陆慰萱报道20世纪80年代31例老年肺炎，革兰阴性杆菌占77%，其中铜绿假单胞菌占48.39%，克雷伯杆菌17.35%，大肠埃希菌占9.68%；金黄色葡萄球菌占王新梅等报道调查125例老年性肺炎的致病菌中，革兰阴性杆菌占主要地位，肺炎克雷伯杆菌、大肠埃希菌及铜绿假单胞菌是常见的致病菌。混合性感染常见。近年一些资料显示，社区获得性肺炎中，革兰阴性杆菌所占比例也增大。在一项315例社区获得性肺炎的患者痰培养资料中，与非老年患者相比，老年患者的痰培养阳性率高，以革兰阴性杆菌为主，主要为铜绿假单胞菌、肺炎克雷伯杆菌、阴沟肠杆菌、不动杆菌属、真菌。口咽部革兰阴性杆菌的寄植是HAP重要的危险因素，寄植率与住院时间和疾病的严重程度相关。有研究显示中度病情的患者寄植率为16%，而危重患者达到57%，在ICU中，75%发生呼吸机相关性肺炎（VAP）的患者肺炎发生前存在口咽部细菌寄植。而院外和院内肺炎病原分布的差异可能反映了老年住院患者口咽部革兰阴性寄殖菌增多，及严重相关疾病导致免疫力下降和对致病菌易感。

无论院外或院内老年肺炎，厌氧菌感染均可能是主要病原，但是，不能以咳出的痰液作厌氧菌培养来判断是否存在厌氧菌感染，这是没有意义的。厌氧菌感染多发生于有神经系统疾病，如急性脑卒中、意识障碍、吞咽障碍或应用镇静剂等情况下的老年性患者，因为这部分人中大多存在有误吸倾向。

军团菌肺炎在老年人中也较年轻人多见。高龄本身就是军团菌感染的高危因素，60岁以上感染军团菌的危险性是年轻人的2倍。所以在感染老年人的肺炎病原中，军团菌占有重要地位。军团菌肺炎大多呈散发性，偶有暴发性流行，可能与水污染有关，流行多发生于人群聚集的地方，如旅馆或医院。由于一般病原学检查难以兼顾军团菌，所以军团菌感染也常常被疏漏。分离军团菌，需要采用特殊检查技术，如采取呼吸道分泌物进行直接荧光抗体染色和采用特殊培养基进行细菌培养。应用通过血清军团菌抗体的检测可以诊断军团菌肺炎。若滴度呈4倍以上的增加，可以作为诊断。

条件致病菌、真菌及耐药性细菌的感染近年来也逐渐增多，这可能与免疫抑制剂及大量广谱抗生素的应用有关，在老年人肺炎中，如果一般抗菌治疗效果不佳时，需要警惕这些特殊病原体的感染。

病毒性肺炎也在老年人中占有一定比例。可引起老年肺炎的病毒有流感病毒、副流感病毒、呼吸道合胞病毒和腺病毒。最主要的是流感病毒，发生率与年龄相关，70岁以上老年人的发生率是40岁以下者的4倍。在美国，曾持续多年，65岁以上老人占流感相关病死率的90%，病毒性肺炎多发生于冬春季节交替时，且常呈现流行性或者暴发性。

四、老年肺炎诊断

老年人由于临床表现较年轻人不典型或与基础疾病的表现相混淆，因此极易漏诊和误诊，而这种延误常常会带来老年人肺炎的高病死率。但是，只要能透过现象看本质，多方兼顾，提高对疾病的认识，仍然能够在早期做出诊断，降低病死率。诊断中，关键是充分了解老年人基础病史，重视老年人易患肺炎的危险因素，掌握老年肺炎的隐匿性和不典型表现，对其保持足够的警惕，对一些非呼吸系统症状，如一般健康状况的恶化，心力衰竭的发生和加重，神志和意识的改变，突然休克等，当一般原因不能解释时，应想到肺炎的可能，及时进行各种检查，包括临床体检、胸部X线检查、各种实验室检查及细菌学检查。

（一）临床诊断

确定肺炎的诊断是否成立，老年人肺炎的诊断同"指南"中的标准。但应注意，胸部X线检查虽然传统上被认为是肺炎诊断的金标准，但在老年肺炎感染的早期、脱水状态和白细胞减少症的患者，X线可表现为相对正常；COPD和肺大疱的患者常无肺炎的典型表现；合并肺间质纤维化、ARDS或充血性心力衰竭时，肺炎难以与基础疾病相鉴别；肺癌、过敏性肺炎、肺动脉栓塞、风湿免疫病肺部表现、肺结核、胸膜疾病、炎性假瘤等均要进行细致鉴别。同时详细的病史询问也很重要。痰液检查在老年肺炎诊断中的作用存在争议，因痰涂片和培养易受定植菌污染，特异性较差。经纤维支气管镜的侵袭性检查虽然提高了检查的特异性，但存在安全性、操作困难和价格等问题。血培养对于住院患者应作为常规检查。血常规、生化检查和血气分析等有利于对疾病严重程度和预后进行判断。

（二）评价肺炎严重程度病情评估对老年肺部感染十分重要

目前评价严重程度的有肺炎严重指数（PSI）评分和CURB-65，包括意识障碍血尿素氮水平、呼吸频率、血压，但因老年人临床表现不典型是否适用于老年人还有待循证医学的研究，VAP采取的临床肺部感染评分（CPIS）（表14-6），CPIS可以作为治疗效果的评价。目前我国重症肺炎的诊断标准是：

（1）意识障碍。

（2）呼吸频率 > 30次/分。

（3）$PaO_2 < 60mmHg$，$PaO_2/FiO_2 < 300$，需行机械通气治疗。

（4）血压 < 90/60mmHg。

（5）X线胸片显示双侧或多肺叶受累，或入院48小时内病变扩大≥50%。

（6）尿量 < 20ml/h，或 < 80ml/4h，或急性肾衰竭需透析治疗。

另外，年龄 > 65岁，基础疾病较重或相关因素较多，白细胞数 > $20×10^9$/L 或 < $4×10^9$/L，或中性粒细胞计数 < $1×10^9$/L；$PaCO_2 > 50mmHg$。血肌酐 > 10μmol/L 或血尿素氮 > 7.1mmol/L；血红蛋白 < 90g/L 或红细胞比容 < 0.30；血浆清蛋白 < 25g/L，也可作为重症肺炎的诊断依据。

表14-6　临床肺部感染评分（CPIS）

判断标准	评价分数
发热（℃）	
≥38.5但 < 38.9	1
> 39 或 < 36	2
白细胞	

判断标准	评价分数
< 4000/μl 或 > 11000/μl	1
中性粒细胞 > 50%	1（增加）
氧合（mmHg）	
$PaO_2/FiO_2 < 250$ 和没有 ARDS	2
X线胸片	
局限渗出影	2
散在或弥散渗出影	1
进展的渗出影（不是ARDS或CHF）	2
气管吸出痰	
中度或高度	1
革兰染色形态相同病原菌	1（增加）
最高分数	12

注：肺部阴影进展不清楚，气管吸引培养结果在诊断早期无法判断

最高最初评分8～10分

ARDS：急性呼吸窘迫综合征，CHF：慢性心力衰竭

（三）病原菌诊断

判断致病菌和是否存在多重耐药菌（MDR）（见表14-1，表14-2）。在初始治疗前分析最可能的致病菌，尤其MDR菌，对初期经验性治疗十分重要。可以根据全国或地区细菌监测数据，结合本单位的观察以及患者个体的情况（危险因素）判断致病菌。如65岁、3个月内应用过β-内酰胺类抗生素、酗酒者、免疫抑制性疾病及多种并发疾病是老年人感染耐甲氧西林的肺炎链球菌（PRSP）的危险因素；而养老院的老年人、患有心脏病、多种并发疾病及最近用过抗菌药者具有感染肠杆菌科细菌的风险；铜绿假单胞菌感染的危险因素包括结构性肺疾病（支气管扩张）、激素治疗（泼尼松 > 10mg/d）、广谱抗菌药治疗 > 7天及营养不良等；老年肺部感染多有吸入因素，60%以上存在误吸，特别是因中枢神经系统疾患导致吞咽功能障碍的患者。

HCAP中VAP和HAP的病原菌如上所述（见表14-1，表14-4）。患者感染多重耐药的危险因素包括：3个月内使用过抗菌药物、住院时间≥5天、在社区或医院病房中存在高频率耐药菌、有免疫抑制性疾病和（或）使用免疫抑制剂治疗以及具有以下各种基础疾病：昏迷、心力衰竭、糖尿病、肾功能不全、肿瘤、营养不良等，长期住院、使用了各种医疗器械，如插管和中心静脉置管等。

HAP的病原菌与重症CAP及非MDR菌VAP相似。但注意吸入因素存在。

五、治疗

（一）抗菌治疗

针对老年人的抗生素选择，相比年轻人，须更加慎重。除了病原学的因素之外，还要

根据老年人在感染和药代动力学方面的特点，所以在经验性选用抗菌药物时必须综合考虑三方面因素，即患者自身状态、致病菌和药物。只有综合考虑以上因素，才能选择正确的抗菌药物，并且避免可能发生的不良反应，而药物不良反应在老年人中非常多见，并且很可能是致命性的。

一般来讲，首先应确定患者发生感染的地点和时间，如院内还是院外，早发性还是晚发性，这将直接影响着病原菌的分布和患者的预后。其次应对患者免疫状态、基础疾病、临床表现等情况全面评估并进行严重程度分级。还应考虑到患者是否存在某些特殊病原菌感染的危险因素，如厌氧菌、军团菌、真菌等。最后在选择药物时要特别考虑老年人对药物的耐受性，要求所选药物有良好的抗菌活性、较低的细菌耐药性、最佳的药代学和药效学特征、较低的不良反应发生率和合理医疗费用。并据此选用恰当的药物并确定合适的剂量、给药途径和疗程。

具体关于何种情况下选择那一类抗菌药物，我国和其他国家都有指南详述。老年人与年轻人在抗菌药物选择具体方案上差别不大。CAP和HCAP（包括VAP和HAP）的推荐经验抗生素治疗（表14-7，表14-8），但老年人用药剂量仅供参考，还需要个体化治疗。

表14-7 CAP的经验抗生素治疗

门诊患者
身体健康及过去3个月未用过抗生素
·大环内脂类抗生素（克拉霉素500mg，po，bid）或阿奇霉素（首剂500mg，po，第二天250mg，qd）或
·多烯环素（100mg，po，bid）
伴随疾病或过去3个月未用过抗生素，选用另一类抗生素
·一种呼吸喹诺酮类（莫西沙星400mg，po，qd），左氧氟沙星（750mg，po，qd），或一种β-内酰胺类（高剂量阿莫西林1g，qd），cefpodoxime（200mg，po，bid），头孢呋辛[a]（500mg，po，bid）加一个大环内脂类抗生素
具有高耐大环内脂类药物细菌[b]的地区，选用以上伴随疾病用药
住院未住ICU
·一种呼吸喹诺酮类（莫西沙星400mg，po或iv，qd）左氧氟沙星（750mg，po或iv，qd）或gemifloxain（320mg，po，qd）
·一种β-内酰胺类[c]（头孢他啶（1~2g，iv，bid），或头孢曲松（1~2g，iv，qd），氨苄西林（1~2g，iv，q4~6h）；选择使用厄他培南（1g，iv，qd）加一个大环内脂类抗生素[d]口服克拉霉素或阿奇霉素（首次1g，然后500mg，iv，qd）
住ICU
一种β-内酰胺类[e]（头孢他啶（1~2g，iv，q8h），或头孢曲松（2g，iv，qd），氨苄西林/舒巴坦（2g，iv，q8 h）加阿奇霉素或呼吸喹诺酮类（同以上住院用药）
特殊考虑
如果考虑铜绿假单胞菌感染
·一种抗肺炎球菌和抗铜绿假单胞菌β-内酰胺类（哌拉西林/他唑巴坦（4.5g，iv，q6h），头孢吡肟（1~2g，iv，ql2h）亚胺培南（500mg，iv，q6h），美罗培南（lg，iv，q8h）加环丙沙星（400mg，iv，ql2h）或左氧氟沙星（750mg，iv，qd）
·上述β-内酰胺类加氨基苷类[阿米卡星（15mg/kg，qd）或妥布霉素（1.7mg/kg，qd）和阿奇霉素]
如果考虑CA-MRSA
·加用利奈唑胺（600mg，iv，ql2h）或万古霉素（lg，iv，ql2h）

注：a：多烯环素可替代大环内酯类

b：分离病原菌25%的最低抑菌浓度（MIC＞16μg/ml）

c：青霉素过敏者，换用氟喹诺酮类药物

d：山多烯环素可替代大环内酯类

e：青霉素过敏者，换用氟喹诺酮类药物加氨曲南（2g，iv，q8h）

CA-MRSA：社区耐甲氧西林金黄色葡萄球菌＞ICU：加强治疗病房

表14-8 医疗保健相关性肺炎（HCAP）的经验使用

抗生素治疗
MDR危险因素患者
头抱曲松（1～2g，iv，qd）或
莫西沙星（400mg，iv，q24h），环丙沙星（400mg，iv，q8h）或
左氧氟沙星（750mg，iv，q24h）或氨苄丙林/舒巴坦（3g，iv，q6h）或
厄他培南（lg，iv，q24h）
有MDR危险因素患者
1.一种β-内酰胺类
头孢他啶（2g，iv，q8h）或
头孢吡肟（2g，iv，q8～12h）或
哌拉西林/他唑巴坦（4.5g，iv，q6h），
亚胺培南（500mg，iv，q6h或1g，iv，q8h）或
美罗培南（1g，iv，q8h）加上
2.具有抗G⁻杆菌的药物
庆大霉素或阿米卡星（20mg/kg，qd）或
妥布霉素（7mg/kg，q24h）或
加环丙沙星（400mg，iv，q8h）或
左氧氟沙星（750mg，iv，qd）加上
3.抗G⁺球菌的药物
利奈唑胺（600mg，iv，q12h）或
万古霉素（15mg/kg，加到1g，iv，ql2h）

注：MDR：多重耐药

抗菌治疗原则上遵守"早期""适当""足量""短程"原则。宜选用静脉给药途径。

1.早期适当治疗

老年肺炎以混合感染多见，常有耐药菌，治疗必须及时，任何延误都可能是致命的。有研究表明，就诊8小时内开始抗菌药物治疗可降低老年肺炎30天的病死率，8小时后，每延长1小时都会增加病死率。大量研究表明，起始抗生素治疗适当是决定预后的关键因素。国内外已有多项研究显示，初始不适当的抗生素治疗会增加抗生素的耐药性、延长住院时间和住院费用，并增加患者的院内病死率。

2.分析最可能的致病菌，重点考虑MDR菌

采取经验性治疗研究发现，既往使用过抗生素及其种类与细菌耐药性显著相关。长时间多种广谱抗生素应用可以改变患者正常微生物的寄生，杀死敏感的非致病菌，导致ES-

BL和（或）MRSA的出现，而老年患者，免疫力低下，常常不能有效清除这些致病菌，致使MDR菌的感染率和病死率明显增加。老年CAP与青年患者在致病菌、病情特点、身体状况等方面存在很大差异。首先，应对患者的免疫状况、基础疾病及临床表现等进行全面评估，然后考虑患者是否存在误吸，选用抗生素应确保覆盖主要致病原如肺炎链球菌、大肠埃希菌等。重症肺炎（CAP或HAP）还需考虑军团菌感染；同时还须充分考虑到药物的安全性问题，并注意对不良反应的监测。CAP的经验使用抗生素见表14-7。

HAP的最初经验性治疗，分为两类：

（1）无多重耐药已知危险因素的、早发的、任何严重程度的肺部感染，可能病原体为肺炎链球菌、嗜血流感杆菌、甲氧西林敏感金黄色葡萄球菌（MSSA）和敏感的肠道革兰阴性杆菌（大肠埃希菌、肺炎克雷伯杆菌、变形杆菌和沙质黏雷杆菌），ATS推荐使用头孢曲松；或左氧氟沙星、莫西沙星、环丙沙星；或氨苄西林加舒巴坦；或厄他培南。

（2）对晚发的、有多重耐药危险因素的所有重症肺炎（VAP）：常为多重耐药的铜绿假单胞菌、产ESBL的肺炎克雷伯杆菌和不动杆菌感染，ATS推荐采用抗铜绿假单胞菌头孢菌素（CEF、CTD）或抗铜绿假单胞菌碳青霉烯类或β-内酰胺类加酶抑制剂（P/T）+抗铜绿假单胞菌氟喹诺酮类（环丙沙星、左氧氟沙星）或氨基苷类（阿米卡星、庆大霉素或妥布霉素）；MRSA所致重症肺炎采用利奈唑烷或万古霉素；军团菌所致重症肺炎采用大环内酯类或氟喹诺酮类。如果分离到产ESBL肠杆菌科细菌，则应避免使用第3代头孢菌素，最有效的药物是碳青霉烯类；铜绿假单胞菌感染推荐联合用药，单药治疗易发生耐药；对不动杆菌最具抗菌活性的是碳青霉烯类、舒巴坦、黏菌素和多黏菌素；厌氧菌感染在老年肺部感染中常见和具有独特性，对有隐性吸入者，应考虑覆盖这类细菌。HCAP抗生素经验治疗见表14-8。

3.足够合理的剂量和恰当的治疗疗程

老年肺部感染的抗生素治疗也需要使用合理剂量，以保证最大疗效，防止耐药菌产生。治疗剂量不足不但不能杀灭细菌，导致临床治疗失败，而且还诱导耐药菌的产生；目前全球已达成共识，除铜绿假单胞菌外，恰当的初始治疗应努力将疗程从传统的14～21天缩短至7天。

在老年人肺炎中，应注意区分是否存在吸入性因素。因为吸入性肺炎在老年人中是非常常见的。吸入性肺炎多为厌氧菌和需氧菌混合感染，致病菌主要为厌氧菌、革兰阴性杆菌，以厌氧菌、肺炎链球菌、金黄色葡萄球菌、革兰阴性杆菌为主。治疗时应选择覆盖厌氧菌的抗菌药物，并注意加强吸痰、吸氧和呼吸支持治疗。保持口腔清洁，防止食管、胃反流和营养支持治疗。

由于老年人免疫功能减退和经常使用广谱高效抗生素，或长期接受糖皮质激素治疗的慢性阻塞性肺病，很容易出现菌群失调，而继发二重感染，肺部真菌感染也较常见。临床上对体质较弱又需要使用第3代头孢菌素、碳青霉烯类抗生素；第4代头孢菌素等抗生素时，可考虑联合使用氟康唑预防二重感染；如痰培养发现肺部真菌感染，应立即停用抗生素，给予氟康唑治疗。

（二）其他治疗

老年肺炎往往合并并发症，如呼吸衰竭、胸腔积液、心力衰竭、电解质紊乱、休克、消化道出血、多脏器衰竭等。在老年性肺炎的治疗过程中，应给予全身支持疗法，包括充足的营养，水、电解质的平衡及免疫调节剂的应用。

（1）老年人脏器功能减弱，口渴中枢不敏感，平时喝水又不多，患肺炎时易出现水、电解质紊乱，治疗中应注意酌情补液以纠正水、电解质紊乱。

（2）严密观察病情，注意血压、脉搏、体温、呼吸、神态等变化，一旦出现休克还应积极进行抗休克治疗。

（3）老年肺炎患者应住院治疗，卧床休息，注意保暖，鼓励患者做深呼吸、咳嗽，或由别人叩击背部，促进排痰，也是很重要的治疗措施。

（4）在控制感染的同时配合吸氧，给予必要的营养，警惕并发症的发生。

（5）VAP患者尽早拔除气管插管，加强吸痰和引流，防止意外拔管，进行再插管，尽早使用无创呼吸机治疗。

（三）治疗后的并发症

病情严重CAP除可并发呼吸衰竭、休克、多脏器衰竭、出血和原有基础疾病的急性发作。最重要的是迁徙感染、肺脓肿和胸腔积液。迁徙感染如脑脓肿或心内膜炎，往往被医生忽视。肺脓肿与吸入有关或者由单一细菌引起如CA-MRSA，铜绿假单胞菌（少见）和肺炎链球菌，吸入性肺炎都是厌氧菌和需氧菌混合感染，治疗应建立有效的引流，抗生素应覆盖已知或可能的病原菌。明显的胸腔积液及时诊断并为处理做好准备。如果胸腔积液PH<7.0，葡萄糖<2.2mmol/L，乳酸脱氢酶（LDH）>1000U/L或找到细菌或培养出细菌，就应该做充分的引流，必要时置入胸腔闭式引流管。

HAP的并发症除了死亡以外，最主要的并发症是机械通气时间延长，从而导致住ICU时间和住院时间延长，导致住院费用增加。很少患者并发坏死性肺炎（通常铜绿假单胞菌引起），其可以引起肺出血。最常见的是坏死性感染导致支气管扩张和肺间质瘢痕形成。这种并发症医生往往未予重视。患者处于高代谢状态，引起营养不良，肌肉萎缩和全身衰弱，需要长时间才能恢复，甚至导致不能独立活动及需要长期家庭护理。

（四）对初始治疗失败的分析和处理

老年肺炎患者经过抗生素治疗3天后，对治疗效果反应慢、无效或恶化，就要想到：

（1）患者是不是感染？

（2）是感染的话，那么选用的抗生素治疗病原菌对吗？

（3）是不是又出现新的院内病原菌的感染？

首先因引起肺部阴影的疾病很多，如COPD和肺大疱、肺间质纤维化、ARDS或充血性心力衰竭、肺癌、过敏性肺炎、肺动脉栓塞、风湿免疫病肺部表现、肺结核、胸膜疾病、炎性假瘤等，均可误诊为肺炎，要进行鉴别；其次，尽管是CAP，初始选择的药物是正确的，治疗无效的原因是否出现了选择性耐药菌或者因并发肺脓肿或肺内小脓肿阻止抗生素到达病原菌；另外要考虑是不是选择抗生素不正确或抗生素的用量不够或间隔时间过长；还有尽管是肺炎，但引起肺炎的致病菌不是细菌而是其他的病原菌如结核或真菌等。还有是不是院内肺内或肺外超级感染持续存在。所以对所有引起治疗延迟反应、无效或恶化的情况，均要仔细分析和鉴别，必要时再复查胸部CT或行气管镜检查，以明确原因。

老年VAP的治疗的失败率很常见，特别是MDR菌感染。用万古霉素治疗MRSA肺炎失败率为40%。无论采用哪种治疗方案，铜绿假单胞菌治疗失败率达50%，目前还没有不动杆菌属感染失败率的统计数据。采用指南推荐的三药联合治疗方案可减少不恰当的治疗（表14-8）。在治疗过程中出现β-内酰胺酶耐药是重要的失败原因，特别是铜绿假单胞菌、肠杆菌属和不动杆菌属。原有病原菌引起VAP复发的原因是气管插管表面形成生物被膜，其内的病原菌重复吸入造成的。但铜绿假单胞菌所致VAP的复发有50%是新的病原菌引起的。万古霉素局部药物浓度不够可能是万古霉素治疗失败的原因。

治疗失败后的病原菌诊断很困难，在鉴别诊断中，一定要考虑到是由新的病原菌感染或存在肺外感染引起肺炎，还是药物的毒性作用。动态CPIS评分（表14-6）可更准确地反映临床治疗效果，重复细菌的定量培养可证明微生物的治疗效果。治疗3天后，CPIS值仍保持不变或增加预示治疗失败，氧合改善是CPIS中最敏感的指标。

（五）治疗效果随访

CAP正常健康的肺炎患者经治疗2~4天，体温下降和血白细胞恢复正常，体征持续时间长，胸片变化较慢，需要4~12周完全吸收，这可能与老年人肺组织弹性减弱、支气管张力降低、肺通气不足及淋巴回流障碍及基础疾病多、多叶病变等因素有关。需要注意的是，部分老年人慢性肺炎发生机化，随诊影像学可无改变。如果病情好转或已出院，4~6周再复查胸片。如果肺炎复发，特别是在同一部位，要警惕存在肿瘤的可能。

VAP如果抗生素治疗有效，治疗48~72小时后患者病情好转，但胸片检查可能阴影加重，因此治疗早期通过胸片的变化来判断病情变化是无益的。如临床情况好转，无须复查X线胸片。但对于重症病例，几天进行复查胸片是合适的，但患者病情好转并且稳定，几周内没有必要复查胸片。

六、预防

老年CAP患者应戒烟，平时应坚持户外锻炼，呼吸新鲜空气，增强体质，提高耐寒和御寒能力；注意防寒保暖，一旦发生感冒要及时治疗。如出现发热、咳嗽、原因不明的精神不振，则必须警惕肺炎可能。

老年人体内分解代谢大于合成代谢，易出现负氮平衡，由此导致免疫力低下，故老年人应加强营养，注意蛋白质、维生素的补充，借以增强免疫功能。

老年性肺炎的预防主要手段是肺炎链球菌疫苗和流感疫苗的接种，以23价肺炎链球菌疫苗为例，对老年人肺炎链球菌肺炎的保护率可达60%~70%。美国CDC建议>65岁的老年人均应接种疫苗。经过多年的应用，疫苗接种已是阻止老年性肺炎的重要手段。

HCAP包括VAP患者尽早拔出气管插管脱离呼吸机或早期应用无创呼吸机治疗，减少上机时间可有效地降低VAP的发生。但过早拔管或患者自行拔管，后再插管是VAP的危险因素，所以镇静剂的应用用到既不自行拔管又不影响脱机。早期应用抗生素可减少VAP的发生，因机械通气起初感染的病原菌为非MDR菌，但长时间应用抗生素反而增加VAP的发生，因在晚发VAP的病原菌多为MDR菌，而且均在应用抗生素时发生的，所以尽量减少抗生素的使用时间。VAP和HAP的其他预防主要是两方面，一是减少交叉感染，包括医护人员洗手、医疗器械消毒、严格的感染控制操作规程、隔离耐药菌感染的患者等。另外一方面是针对减少口咽和胃部的细菌定植和防止吸入，包括半卧位30°~45°进食、空肠喂养、以硫糖铝代替制酸剂和H2受体拮抗剂预防急性胃黏膜病变、连续转动体位治疗、持续声门下分泌物引流、选择性消化道去污染（SDD）、减少镇静剂的使用等。

七、预后

肺炎的预后与年龄相关。老年CAP病死率约20%（2%~44%），如伴有菌血症病死率更高，需入住ICU的重症肺炎则高达40%。HAP的病死率约30%，未行机械通气治疗的患者病死率相对低，VAP则高达50%~70%。肺炎严重程度分级对判断预后有意义。发生VAP的患者病死率是未发生VAP的患者的2倍，MDR菌感染患者的病死率明显高于非MDR菌感染的患者，临床肺部感染评分（CP1S）愈高，病死率愈高。但目前对于CAP的诊断评分标准如CURB-65或肺炎严重度指数（PS1）并不能特异性地适用于老年患者。

八、护理诊断

（一）清理呼吸道无效

与肺部炎症、大量脓痰、咳嗽无力有关。

（二）气体交换受损

与气道内分泌物增加、肺实变等导致通气功能下降有关。

（三）焦虑

与呼吸困难、担心病情加重等有关。

（四）活动无耐力

与呼吸困难、乏力、倦怠或多脏器功能障碍等有关。

（五）潜在并发症

感染性休克。

九、护理措施

（一）一般护理

急性期卧床休息，根据病情指导合适的休息体位，活动不便者注意定时翻身。保持病室空气新鲜，定时开窗通风换气，避免对流风。保持环境安静、舒适，室内恒温恒湿，使室温维持在 22～24℃（冬季室温在 18～20℃），湿度维持在 55%～60%。饮食以高热量、高蛋白、高维生素、易消化的流质或半流质为主，鼓励患者多饮水，适当食用含纤维素丰富的蔬菜、水果。

（二）病情观察

观察患者生命体征、意识状态，注意呼吸的频率、节律、深度，有无呼吸困难，能否顺利排痰。注意观察有无早期休克征象（如患者烦躁不安、面色苍白、四肢湿冷、脉搏细速、血压下降、尿量减少等），水、电解质紊乱，以及呼吸衰竭、心律失常、肺脓肿等并发症，及时发现并及时报告给医师，做好抢救措施的护理配合。记录每日液体出入量。

（三）症状护理

1.呼吸困难者

给予低流量、低浓度、持续吸氧。

2.痰液黏稠、咳痰不易者

给予叩背、雾化吸入、祛痰药等，指导患者进行咳嗽练习，必要时行引流吸痰。

3.发热者

每4小时测体温一次，采用物理方法或药物降温。

（四）心理护理

了解患者对疾病的认识程度和想法、家庭支持系统的状况，向患者及家属解释疾病的特点和治疗方法，关心患者，提供心理支持，帮助患者树立战胜疾病的信心。

（五）治疗护理

1.治疗原则

尽早使用抗生素，及时对症治疗，预防并发症。

2.用药护理

（1）遵医嘱，早期足量应用抗感染药物，根据病情轻重选用肌内注射或静脉途径给药，重症者应联合用药。注意观察药物的不良反应。

（2）局部用药护理：根据病情需要，可选用氨基苷类、头孢菌素类等抗生素进行雾化吸入。注意药物的正确配制、气雾量的调节，教患者学会配合使用。

（3）对感染性休克患者，应迅速建立静脉通道，遵医嘱输液、用药（广谱抗生素、糖皮质激素、血管活性药物、碱性药物等），注意药物配伍禁忌、输液速度。

3.其他治疗护理

注意口腔护理，饭后用漱口液清洁口腔。注意并发症的观察，一旦发现及时报告医师，及时遵医嘱进行护理配合。

第二节 慢性阻塞性肺疾病

慢性阻塞性肺疾病（COPD）简称慢阻肺，是以气流受限为特征的肺部疾病，其气流受限多呈进行性发展。慢阻肺主要累及肺部，与肺对有害气体或有害颗粒的异常炎症反应有关。一些已知病因或具有特征性病理表现的气流受限疾病，如支气管扩张症、肺结核、弥散性泛细支气管炎和闭塞性细支气管炎等均不属于慢阻肺。

慢阻肺是一种严重危害人类健康的常见病、多发病，严重影响患者的生命质量，病死率较高，给患者、家庭以及社会带来沉重的经济负担。我国对7个地区20245名成年人进行调查，结果显示40岁以上人群中慢阻肺的患病率高达8.2%。据"全球疾病负担研究项目"估计，2020年慢阻肺将位居全球死亡原因的第3位。世界银行和世界卫生组织的资料表明，至2020年慢阻肺将位居世界疾病经济负担的第5位。

一、病因

慢阻肺确切的病因不清楚。

（一）吸烟

吸烟是慢阻肺最常见危险因素。烟草中含尼古丁、焦油和氢氰酸等化学物质，可以损伤气道上皮细胞，使纤毛运动减退和巨噬细胞吞噬功能降低；支气管黏液腺肥大，杯状细胞增生，黏液分泌增多，使气道净化能力下降；支气管黏膜充血水肿，黏液积聚，容易继发感染，慢性炎症及吸烟刺激黏膜下感受器，使副交感神经功能亢进，引起支气管平滑肌收缩，气流受限，烟草、烟雾还可使氧自由基产生增多，诱导中性粒细胞释放蛋白酶，抑制抗蛋白酶系统，破坏肺弹力纤维，诱发肺气肿形成。国外较多流行病学研究结果表明，吸烟人群肺功能异常的发生率与不吸烟人群相比明显升高。吸烟年龄越早，吸烟量越大，则发病率越高。

（二）职业性粉尘和化学物质

当职业性粉尘（二氧化硅、煤尘、棉尘等）及化学物质（烟雾、过敏源、工业废气和室内空气污染等）的浓度过大或接触时间过久，均可导致慢阻肺的发生。接触某些特殊物质、刺激性物质、有机粉尘及过敏源也可使气道反应性增加。

（三）空气污染

空气中的二氧化硫、二氧化氮、氯及臭氧等，为细菌感染创造条件。氯、氧化氮和二氧化硫等化学气体对气管黏膜有刺激和细胞毒性作用。空气中的烟尘或二氧化硫明显增加时，慢阻肺急性发作显著增多。其他粉尘也刺激支气管黏膜，使气道清除功能遭受损害，为细菌入侵创造了条件。

（四）生物燃料烟雾

生物燃料是指柴草、木头、木炭、庄稼秆和动物粪便等，其烟雾的主要有害成分包括碳氧化物、氮氧化物、硫氧化物和未燃烧完全的碳氢化合物颗粒与多环有机化合物等。使用生物燃料烹饪时产生的大量烟雾可能是不吸烟妇女发生慢阻肺的重要原因。生物燃料所产生的室内空气污染与吸烟具有协同作用。

（五）感染

呼吸道感染是慢阻肺发病和加剧的另一个重要因素，病毒和（或）细菌感染是慢阻肺急性加重的常见原因。儿童期重度下呼吸道感染与成年时肺功能降低、呼吸系统症状的发生有关。

（六）蛋白酶-抗蛋白酶失衡

蛋白水解酶对组织有损伤、破坏作用；抗蛋白酶对弹性蛋白酶等多种蛋白酶具有抑制功能，其中 α_1-抗胰蛋白酶（α_1-AT）是活性最强的一种，蛋白酶和抗蛋白酶维持平衡是保证肺组织正常结构免受损伤和破坏的主要因素，蛋白酶增多或抗蛋白酶不足均可导致组织结构破坏产生肺气肿。

（七）氧化应激

慢阻肺患者肺部氧化剂来源分内源性和外源性两种。内源性主要为巨噬细胞和中性粒细胞等炎症细胞释放的氧自由基，外源性主要是烟雾和空气污染。氧化物可持续损害细胞膜，引起抗蛋白酶失活、黏液过度分泌，促进炎症反应等。

（八）社会经济地位

慢阻肺的发病与患者的社会经济地位相关，室内外空气污染程度不同、营养状况等与社会经济地位的差异也许有一定内在联系。低体重指数也与慢阻肺的发病有关，体重指数越低，慢阻肺的患病率越高。吸烟和体重指数对慢阻肺存在交互作用。

（九）其他

如自主神经功能失调、呼吸道防御功能及免疫力降低、气温变化、营养不良等都可能参与慢阻肺的发生、发展。

二、病理生理

慢阻肺的病理改变主要表现为慢性支气管炎及肺气肿的病理变化。支气管黏膜上皮细胞变性、坏死、溃疡形成，纤毛倒伏、变短、不齐、粘连、部分脱落，缓解期黏膜上皮修复、增生，鳞状上皮化生、肉芽肿形成，杯状细胞数目增多、肥大、分泌亢进，腔内分泌物潴留，基膜变厚、坏死，支气管腺体增生、肥大，腺体肥厚与支气管壁厚度比值常大于0.55~0.79（正常值为0.4以下）。

各级支气管壁有各类炎症细胞浸润，以浆细胞、淋巴细胞为主，急性发作期可见到大量中性粒细胞，严重者为化脓性炎症，黏膜充血、水肿、变性坏死和溃疡形成，基底部肉芽组织和机化纤维组织增生导致管腔狭窄，炎症导致气道壁的损伤和修复过程反复循环发生，修复过程导致气道壁的结构重塑，胶原含量增加及瘢痕形成，这些病理改变是慢阻肺气流受的主要病理基础之一。

肺气肿的病理改变可见肺过度膨胀，弹性减退，外观灰白或苍白，表面可见多个大小不一的大泡，镜检见肺泡壁变薄，肺泡腔扩大，破裂或形成大泡，血液供应减少，弹力纤维网破坏，细支气管壁有炎症细胞浸润，管壁黏液腺及杯状细胞增生、肥大，纤毛上皮破损，纤毛减少，有的管腔纤细狭窄或扭曲扩张，管腔内有痰液存留，细支气管的血管内膜可增厚或管腔闭塞，按累及肺小叶的部位，可将阻塞性肺气肿分为小叶中央型、全小叶型及介于两者之间的混合型三类，其中以小叶中央型为多见，小叶中央型是由于终末细支气管或一级呼吸性细支气管炎症导致管腔狭窄，其远端的二级呼吸性细支气管呈囊状扩张，其特点是囊状扩张的呼吸性细支气管位于二级小叶的中央区，全小叶型是呼吸性细支气管狭窄引起所属终末肺组织，即肺泡管-肺泡囊及肺泡的扩张。其特点是气肿囊腔较小，遍布于肺小叶内，有时两种类型同时存在于一个肺内，称为混合型肺气肿，多在小叶中央型基础上，并发小叶周边区肺组织膨胀。

在慢阻肺的肺部病理学改变基础上，出现相应的慢阻肺特征性病理生理学改变，包括黏液高分泌、纤毛功能失调、小气道炎症、纤维化及管腔内渗出、气流受限和气体陷闭引起的肺过度充气、气体交换异常、肺动脉高压和肺心病，以及全身的不良效应。黏液高分泌和纤毛功能失调导致慢性咳嗽和多痰，这些症状可出现在其他症状和病理生理异常发生之前。肺泡附着的破坏使小气道维持开放能力受损，这在气流受限的发生中也有一定的作用。

随着慢阻肺的进展，外周气道阻塞、肺实质破坏和肺血管异常等降低了肺气体交换能力，产生低氧血症，并可出现高碳酸血症。长期慢性缺氧可导致肺血管广泛收缩和肺动脉高压，常伴有血管内膜增生，某些血管发生纤维化和闭塞，导致肺循环的结构重组。慢阻肺晚期出现肺动脉高压，进而产生慢性肺源性心脏病及心力衰竭，提示预后不良。

慢阻肺可以导致全身不良效应，包括全身炎症反应和骨骼肌功能不良，并促进或加重合并症的发生等，全身炎症表现有全身氧化负荷异常增高、循环血液中促炎症细胞因子浓度异常增高及炎症细胞异常活化等，骨骼肌功能不良表现为骨骼肌重量逐渐减轻等。慢阻肺的全身不良效应可使患者的活动能力受限加剧，生命质量下降，预后变差，因此它具有重要的临床意义。

三、临床表现

（一）症状

1.慢性咳嗽

通常为首发症状，初起咳嗽呈间歇性，晨间起床时咳嗽明显。以后早晚或整日均有咳嗽，但夜间咳嗽并不显著，少数病例咳嗽不伴有咳痰，也有少数病例虽有明显气流受限但无咳嗽症状。

2.咳痰

一般为白色黏液或浆液性泡沫样痰，偶可带血丝，清晨排痰较多，急性发作期痰量增多，可有脓性痰。

3.气短或呼吸困难

早期仅在劳动、上楼或爬坡时出现，后逐渐加重，晚期在穿衣、洗漱、进食等日常活动甚至休息时也感到气短，是慢阻肺的标志性症状。

4.喘息和胸闷

部分患者特别是重度患者或急性加重时出现喘息。

5.其他

晚期患者常见体重下降、营养不良、食欲减退等。

（二）体征

早期可无异常体征，随疾病进展出现以下体征。

1.视诊

桶状胸，呼吸变浅，频率增快，严重者可有缩唇呼吸等。

2.触诊

双侧语颤减弱或消失。

3.叩诊

过清音，心浊音界缩小，肺肝界降低。

4.听诊

双肺呼吸音可减低，呼气延长，可闻及干啰音，双肺底或其他肺野可闻及湿啰音，心音遥远，剑突部心音较清晰、响亮。

（三）病史

1.危险因素

吸烟史、职业性或环境有害物质接触史。

2.既往史

包括哮喘史、过敏史、儿童时期呼吸道感染及其他呼吸系统疾病。

3.家族史

慢阻肺有家族聚集倾向。

4.发病年龄和好发季节

多于中年以后发病，症状好发于秋冬、寒冷季节，常有反复呼吸道感染及急性加重史，随着病情进展，急性加重愈渐频繁。

5.合并症

心脏病、骨质疏松、骨骼肌肉疾病和肺癌等。

6.慢阻肺对患者生命质量的影响

多为活动能力受限、劳动力丧失、抑郁和焦虑等。

7.慢性肺源性心脏病史

慢阻肺后期出现低氧血症和（或）高碳酸血症，可合并慢性肺源性心脏病和右心衰竭。

（四）慢阻肺的病程分期

1.急性加重期

呼吸道症状超过日常变异范围的持续恶化，需改变药物治疗方案，在疾病过程中，常有短期内咳嗽、咳痰、气短和（或）喘息加重，痰量增多，脓性或黏液脓性痰，可伴有发热等炎症明显加重的表现。

2.稳定期

咳嗽、咳痰和气短等症状稳定或症状轻微，病情基本恢复到急性加重前的状态。

（五）并发症

（1）慢性呼吸衰竭：常在慢阻肺急性加重时发生，其症状明显加重，发生低氧血症和（或）高碳酸血症，可具有缺氧和二氧化碳潴留的临床表现。

（2）自发性气胸：如有突然加重的呼吸困难，并伴有明显的发绀，患侧肺部叩诊为鼓音，听诊呼吸音减弱或消失，应考虑并发自发性气胸，通过X线检查可以确诊。

（3）慢性肺源性心脏病：由于慢阻肺肺病变引起肺血管床减少及缺氧致肺动脉痉挛，血管重塑，导致肺动脉高压，右心室肥厚扩大，最终发生右心功能不全。

（4）胃溃疡。

（5）睡眠呼吸障碍。

（6）继发性红细胞增多症。

四、辅助检查

（一）肺功能检查

判断有无气流受限，是诊断慢阻肺的"金标准"，对其严重程度评价、疾病进展、评估预后和治疗反应有重要意义。第一秒用力呼气容积占用力肺活量百分比（FEV_1/FVC）是评价气流受限的一项敏感指标，吸入支气管舒张剂后，FEV_1/FVC < 70%并排除其他疾病引起的气流受限即可确诊。肺总量（TLC）、功能残气量（FRC）和残气量（RV）增高，肺活量（VC）降低，表明肺过度充气。

（二）胸部X线检查

X线检查对确定肺部并发症及其与其他疾病（如肺间质纤维化、肺结核等）的鉴别具有重要意义。慢阻肺早期X线胸片可无明显变化，以后出现肺纹理增多和紊乱等非特征性改变。慢阻肺主要X线征象为肺过度充气，表现为肺容积增大，胸腔前后径增长，肋骨走向变平，肺野透亮度增高，横膈位置低平，心脏悬垂狭长，肺门血管纹理呈残根状，肺野外周血管纹理纤细、稀少等，有时可见肺大疱形成。慢阻肺并发肺动脉高压和肺源性心脏病时，除右心增大的X线特征外，还可有肺动脉圆锥膨隆，肺门血管影扩大及右下肺动脉增宽等。

（三）胸部CT检查

CT检查不作为慢阻肺的常规检查，高分辨率CT对有疑问病例的鉴别诊断有一定意义。

（四）动脉血气分析

早期无异常，晚期可出现低氧血症、高碳酸血症、酸碱平衡失调以及呼吸衰竭等改变。

（五）其他

慢阻肺的急性加重常因微生物感染诱发，当合并细菌感染时，血白细胞计数增高，中性粒细胞核左移，痰细菌培养可检出病原菌；常见病原菌为肺炎链球菌、流感嗜血杆菌、卡他莫拉菌等，病程较长，而且出现肺结构损伤者，易合并铜绿假单胞菌感染，长期吸入糖皮质激素者易合并真菌感染。

五、诊断

慢阻肺的诊断应根据临床表现、危险因素接触史、体征及实验室检查等资料，综合分析确定。任何有呼吸困难、慢性咳嗽或咳痰，且有暴露于危险因素病史的患者，临床上都需要考虑慢阻肺的诊断。诊断慢阻肺需要进行肺功能检查，吸入支气管舒张剂后 FEV_1/$FVC < 70\%$ 即可明确存在持续的气流受限，在排除了其他疾病后可确诊为慢阻肺。因此，持续存在的气流受限是诊断慢阻肺的必备条件。肺功能检查是诊断慢阻肺的"金标准"。凡具有吸烟史和（或）环境职业污染及生物燃料接触史，临床上有呼吸困难或咳嗽、咳痰病史者，均应进行肺功能检查。慢阻肺患者早期轻度气流受限时可有或无临床症状。胸部 X 线检查有助于确定肺过度充气的程度及其与其他肺部疾病的鉴别。

六、治疗

（一）稳定期治疗

1.教育与管理

劝导患者戒烟，这是减慢肺功能损害最有效的措施。对吸烟患者采取多种宣教措施，有条件者可以考虑使用辅助药物。减少职业性粉尘和化学物质吸入，对于从事接触职业粉尘的人群如煤矿、金属矿、棉纺织业、化工行业及某些机械加工等工作人员应做好劳动保护。

2.支气管舒张药这是现有控制慢阻肺症状的主要措施

（1）抗胆碱能药：这是慢阻肺常用的药物，主要品种为异丙托溴铵气雾剂，雾化吸入，起效较沙丁胺醇慢，持续6~8小时，每次40~80μg（每喷20μg），每天3~4次。

（2）β_2肾上腺素受体激动剂：主要有沙丁胺醇气雾剂，每次100~200μg（1~2喷），雾化吸入，疗效持续4~5小时，每24小时不超过8~12喷。特布他林气雾剂亦有同样作用。

（3）茶碱类：茶碱缓释或控释片，0.2g，早、晚各一次；氨茶碱，0.1g，每日3次。

3.去痰药：对痰不易咳出者常用药物有盐酸氨溴索，30mg，每日3次，或羧甲司坦0.5g，每日3次。

4.糖皮质激素

5.长期家庭氧疗（LTOT）

对慢阻肺慢性呼吸衰竭者可提高生活质量和生存率。LTOT指征：

（1）$PaO_2 < 55mmHg$ 或 $SaO_2 < 88\%$，有或没有高碳酸血症。

（2）PaO_2 55~60mmHg，或 $SaO_2 < 89\%$，并有肺动脉高压、心力衰竭水肿或红细胞增多症（血细胞比容 > 0.55）。一般用鼻导管吸氧，氧流量为1~2L/min，吸氧时间 > 15h/d。目的是使患者在静息状态下，达到 $PaO_2 > 60mmHg$ 和（或）使 SaO_2 升至90%。

6.通气支持

无创通气已广泛用于极重度慢阻肺稳定期患者。无创通气联合长期氧疗对某些患者，尤其是在日间有明显高碳酸血症的患者或许有一定益处。无创通气可以改善生存率但不能改善生命质量。慢阻肺合并阻塞性睡眠呼吸暂停综合征的患者，应用持续正压通气在改善生存率和住院率方面有明确益处。

7.康复治疗

康复治疗对进行性气流受限、严重呼吸困难而很少活动的慢阻肺患者，可以改善其活动能力，提高生命质量，这是慢阻肺患者一项重要的治疗措施。康复治疗包括呼吸生理治疗、肌肉训练、营养支持、精神治疗和教育等多方面措施。呼吸生理治疗包括帮助患者咳嗽，用力呼气以促进分泌物清除；使患者放松，进行缩唇呼吸及避免快速浅表呼吸，可帮助患者克服急性呼吸困难。肌肉训练有全身性运动和呼吸肌锻炼，前者包括步行、登楼梯、踏车等，后者有腹式呼吸锻炼等。营养支持的要求应达到理想体重，同时避免摄入高糖类和高热量饮食，以免产生过多二氧化碳。

（二）急性加重期治疗

1.确定急性加重期的原因及病情严重程度

最多见的是细菌或病毒感染。

2.根据病情严重程度决定门诊或住院治疗

病情严重的慢阻肺急性加重患者需要住院治疗。

（1）症状明显加重，如突然出现静息状况下呼吸困难。

（2）重度慢阻肺。

（3）出现新的体征或原有体征加重如发绀、意识改变和外周水肿。

（4）有严重的伴随疾病（如心力衰竭或新近发生的心律失常）。

（5）初始治疗方案失败。

（6）高龄。

（7）诊断不明确。

（8）院外治疗无效或条件欠佳。

3.支气管舒张药

药物同稳定期。有严重喘息症状者可给予较大剂量雾化吸入治疗，如应用沙丁胺醇500或异丙托溴铵500μg，或沙丁胺醇1000μg加异丙托溴铵250~500μg通过小型雾化吸入器给患者吸入治疗以缓解症状。

4.控制性吸氧

发生低氧血症者可鼻导管吸氧，或通过文丘里面罩吸氧。鼻导管给氧时，吸入的氧浓度与给氧流量有关，估算公式为吸入氧浓度（%）=21 + 54×氧流量（L/min）。一般吸入氧浓度为28%~30%，应避免吸入氧浓度过高而引起二氧化碳潴留。

5.抗生素

当患者呼吸困难加重、咳嗽伴痰量增加、有脓性痰时，应根据患者所在地常见病原菌类型及药物敏感情况积极选用抗生素治疗。如给予β内酰胺类/β内酰胺酶抑制剂，或给予第二代头孢菌素、大环内酯类或喹喏酮类。如门诊可用阿莫西林/克拉维酸、头孢唑肟0.25g，每日3次、头孢呋辛0.5g，每日2次、左氧氟沙星0.2g，每日2次、莫西沙星或加替沙星0.4g，每日1次；较重者可应用头孢曲松钠2.0g加于生理盐水中静脉滴注，每日1次。住院患者可根据疾病严重程度和预计的病原菌更积极地给予抗生素，一般多静脉滴注给药。

6.糖皮质激素

对需住院治疗的急性加重期患者可考虑口服泼尼松龙30~40mg/d，也可静脉给予甲泼尼龙，连续5~7天。

7.辅助治疗

在监测出入量和血电解质的情况下适当补充液体和电解质，注意维持液体和电解质平衡，注意补充营养，对不能进食者需经胃肠补充要素饮食或给予静脉高营养；对卧床、红细胞增多症或脱水的患者，无论是否有血栓栓塞性疾病史，均需考虑使用肝素或低分子肝素进行抗凝治疗。此外，还应注意痰液引流，积极排痰治疗（如刺激咳嗽、叩击胸部、体位引流和湿化气道等），识别及治疗合并症（如冠心病、糖尿病和高血压等）及其并发症（如休克、弥散性血管内凝血和上消化道出血等）。

8.机械通气

可通过无创或有创方式实施机械通气，无论何种方式都只是生命支持的一种手段，在此条件下，通过药物治疗消除慢阻肺急性加重的原因，使急性呼吸衰竭得到逆转。进行机械通气的患者应同时进行动脉血气监测。

（1）无创通气：根据病情需要可首选此方法，慢阻肺急性加重期患者应用无创通气可降低$PaCO_2$，降低呼吸频率、呼吸困难程度，减少呼吸机相关肺炎等并发症和住院时间，更重要的是降低病死率和插管率。使用无创通气要掌握合理的操作方法，提高患者的依从性，避免漏气，通气压力应从低水平开始逐渐升至适当水平，还应采取其他有利于降低$PaCO_2$的方法，提高无创通气效果。

（2）有创通气：在积极的药物和无创通气治疗后，患者的呼吸衰竭仍进行性恶化，出现危及生命的酸碱失衡和（或）意识改变时，宜用有创机械通气治疗，待病情好转后，可根据情况采用无创通气进行序贯治疗。

在决定终末期慢阻肺患者是否使用机械通气时，还需充分考虑到病情好转的可能性，患者本人及家属的意愿，以及强化治疗条件是否许可。使用最广泛的3种通气模式包括同步间歇指令通气（SIMV）、压力支持通气（PSV）和SIMV与PSV联合模式。由于慢阻肺患者广泛存在内源性呼气末正压，导致吸气功耗增加和人机不协调，因此，可常规加用适度的外源性呼气末正压，压力为内源性呼气末正压的70%~80%。慢阻肺患者的撤机过程可能会遇到困难，需设计和实施周密的撤机方案。无创通气也被用于帮助早期撤机，并初步取得良好的效果。

七、护理诊断/问题

（一）气体交换受损

与呼吸道阻塞、肺组织弹性降低、通气和换气功能障碍、分泌物过多有关。

（二）活动无耐力

与疲劳、呼吸困难、肺功能下降引起慢性缺氧及活动时供氧不足有关。

（三）清理呼吸道无效

与呼吸道分泌物增多且黏稠、支气管痉挛、气道湿度降低有关。

（四）营养失调：低于机体需要量

与呼吸道感染致消耗增加、摄入减少、食欲降低、痰液增多、呼吸困难有关。

（五）焦虑

与疾病呈慢性过程、病情逐渐加重、经济状况有关。

（六）潜在并发症

肺部感染、自发性气胸、呼吸衰竭。

八、护理措施

（一）病情观察

观察患者咳嗽、咳痰，呼吸困难的程度，密切观察痰液的颜色、性状、量，以及咳痰是否顺畅。监测水、电解质及酸碱平衡状况，进行动脉血气分析。

（二）休息与活动

病情缓解期间，根据患者活动能力，进行适当的锻炼，以患者不感到疲劳、不加重症状为宜。可进行床上运动、打太极、慢跑、散步等。保持室内合适的温湿度。

（三）氧疗护理

对呼吸困难伴低氧血症者，采用鼻导管低流量持续给氧，1~2L/min，每天氧疗时间不少于15小时。氧疗有效的指标：患者呼吸频率减慢、呼吸困难减轻、心率减慢、发绀减轻、活动耐力增加。

（四）用药护理

遵医嘱给予抗感染治疗，应用支气管舒张药物和去痰药，观察药物疗效和不良反应。

（五）保持呼吸道通畅

1.体位引流

目的：借重力作用使痰液顺体位引出，保持气道通畅。技巧：患者可取前倾或头低位，以5~15分钟为宜，引流时护士协助叩击背部有助于排痰，极度衰弱、严重高血压、心力衰竭及意识不清等禁忌体位引流。

2.有效咳嗽和排痰

目的：避免无效咳嗽，减少体力消耗。技巧：患者取坐位或侧卧位，叩击者手背隆起，手掌中空，手指弯曲，由下向上，由外向内轻轻叩击背部以助排痰。不可在乳房、脊柱、裸露的皮肤等部位叩打。

（六）呼吸功能锻炼

1.腹式或膈式呼吸法

腹式呼吸法指呼吸时让腹部凸起，吐气时腹部凹入的呼吸法。患者可以选择立位、半卧或平卧位。两膝半屈或在膝下垫一个小枕头，使腹肌放松，两手分别放在前胸和上腹部，用鼻子缓慢吸气时，膈肌松弛，腹部的手有向上抬起的感觉，而胸部的手原位不动。呼气时腹肌收缩，腹部的手有下降感。患者可每天进行练习，每次做8~10次，每天训练3~4次为宜，逐渐养成平稳而缓慢的腹式呼吸习惯。需要注意的是，呼吸要深长而缓慢，尽量用鼻而不用口。训练腹式呼吸有助于增加通气量，降低呼吸频率，还可增加咳嗽、咳痰能力，缓解呼吸困难。

2.缩唇呼气法

缩唇呼气法就是以鼻吸气，缩唇呼气，即在呼气时，胸部前倾，口唇缩成吹口哨状，使气体通过缩窄的口缓缓呼出。吸气与呼气时间比例为1∶2或1∶3。要尽量做到深吸慢呼，缩唇程度以不感到费力为适度。每分钟7~8次，每天锻炼两次，每次10~20分钟。目的是避免气道过早关闭，改善肺泡有效通气量。

3.呼吸体操

（1）举呼吸：单手握拳并举起，举起时深吸气，放下时缓慢呼气（吸气：呼气=1∶2或1∶3）或做缩唇呼吸。

（2）托天呼吸：双手握拳，有节奏地缓慢举起并放下，举起时吸气或呼气，放下时呼气或吸气。

（3）蹲站呼吸：双手自然放松，做下蹲动作同时吸气，站立时缓慢呼气。

4.深呼吸训练

深呼吸，就是胸腹式呼吸联合进行，可以排出肺内残气及其他代谢产物，吸入更多的新鲜空气，以供给各脏器所需的氧分，提高或改善脏器功能。深呼吸训练具体方法是，选择空气新鲜的地方，每日进行2~3次。胸腹式联合的深呼吸类似瑜伽运动中的呼吸操，深吸气时，先使腹部膨胀，然后使胸部膨胀，达到极限后，屏气几秒钟，逐渐呼出气体。呼气时，先收缩胸部，再收缩腹部，尽量排出肺内气体。反复进行吸气、呼气，每次3~5分钟。

（七）饮食护理

指导患者进高热量、高蛋白质、富含维生素的软食，避免食用产气食物如豆类、土豆、胡萝卜、汽水等，避免食用易引起便秘的食物，如油煎食物、干果、坚果等，少量多餐；指导患者餐后不要平卧，有利于消化。患者便秘时，嘱其多饮水，多食纤维素多的食物和水果。提供良好的进餐环境，进食时半卧位，餐前、餐后漱口，以促进食欲。必要时静脉输液补充营养。

（八）心理护理

护理人员应主动与患者沟通，倾听患者的诉说、抱怨，关注患者心理状况，确认患者的焦虑程度。进行疾病相关知识的讲解，与患者及家属共同制订康复计划，增强患者战胜疾病的信心。指导患者缓解焦虑、分散注意力的方法，如外出散步、听轻音乐、做游戏、按摩，或培养1~2种兴趣、爱好等。

九、健康教育

（一）疾病知识指导

向患者及家属讲解慢阻肺相关知识，慢阻肺虽是不可逆的病变，但积极预防和治疗可减少急性发作，延缓病情，提高生命质量。指导患者避免各种可使病情加重的因素，劝导患者戒烟，避免粉尘和刺激性气体吸入，避免在通风不良的空间燃烧生物燃料，秋冬季节注射流感疫苗，避免到人群密集的地方，保持居室空气新鲜，发生上呼吸道感染时应积极治疗。

（二）饮示指导

向患者及家属宣传饮食治疗的意义和原则，鼓励患者进食，与患者及家属共同制订患者乐意接受的富含维生素、高蛋白质、高热量的饮食计划。避免进食产气食物，以免腹部胀气，使膈肌上抬而影响肺部换气功能。做到少量多餐，避免进食引起便秘的食物。

（三）家庭氧疗

指导患者及家属家庭氧疗的方法，氧疗装置的清洁、消毒、更换等；注意用氧安全，做到四防"防火、防油、防热、防震"；了解氧疗的目的、必要性和注意事项。

（四）加强锻炼

根据自身情况选择适合自己的锻炼方式，如散步、慢跑、游泳、爬楼梯、爬山、打太极拳、跳舞，可通过做呼吸瑜伽、唱歌、吹口哨、吹笛子等进行肺功能锻炼。

（五）心理指导

指导患者保持心情舒畅，以积极的心态对待疾病，多进行有益身心愉悦的活动，以分散注意力，缓解焦虑。

（六）其他

教会患者自我监测病情的方法，告知患者出现气促、咳嗽、咳痰等症状明显或加重时，应及时就医，以防病情恶化。告知常用药物的正确使用方法，避免滥用药物。

第三节　支气管哮喘

一、概述

支气管哮喘，简称哮喘，是一种以嗜酸性粒细胞和肥大细胞反应为主的气道变应性炎症和气道高反应为特征的疾病。气道阻塞不同程度的可逆性是本病的特点。临床变现为反复发作的呼气性呼吸困难伴哮鸣音，可自行或经治疗后缓解。为减少或避免哮喘发作，缓解期仍须进行病因治疗。近年来哮喘发病严重程度和病死率大致相同，约40%的患者有家族史。

二、病因

本病的病因较复杂，大多认为是一种多基因遗传病，受遗传因素、环境因素和神经因素等多种因素的影响。

（一）遗传因素

哮喘患者亲属患病率高于群体患病率，并且亲缘关系越近，患病率越高；患者病情越严重，其亲属患病率也越高。哮喘与遗传的关系已日益引起重视。根据家系资料，早期的研究大多认为哮喘是单基因遗传病，有学者认为是常染色体显性遗传的疾病，也有认为是常染色体隐性遗传的疾病。目前认为哮喘是一种多基因遗传病，其遗传度在70%~80%。多基因遗传病是位于不同染色体上多对致病基因共同作用所致，这些基因之间无明显的显隐性区别，各自对表现型的影响较弱，但有累加效应，发病受环境因素的影响较大。所以，支气管哮喘由若干作用微小但有累积效应的致病基因构成其遗传因素，这种由遗传基础决定个体患病的风险称为易感性。而由遗传因素和环境因素共同作用并决定个体是否易患哮喘的可能性则称为易患性。遗传度的大小可衡量遗传因素在其发病中的作用大小，遗传度越高则表示遗传因素在发病中所起的作用越大。许多调查资料表明，在一个家系中，患者数越多，其亲属患病率越高；患者病情越严重，其亲属患病率也越高。

（二）环境因素

哮喘的形成和反复发病，常是许多复杂因素综合作用的结果。

1.吸入物

吸入物分为特异性和非特异性两种。前者如尘螨、花粉、真菌、动物毛屑等；非特异性吸入物如硫酸、二氧化硫、氯氨等。职业性哮喘的特异性吸入物如甲苯二异氰酸酯、邻苯二甲酸酐、乙二胺、青霉素、蛋白酶、淀粉酶、蚕丝、动物皮屑或排泄物等，此外，非特异性的尚有甲醛、甲酸等。

2.感染

哮喘的形成和发作与反复发作呼吸道感染有关。在哮喘患者中，可存在有细菌、病毒、支原体等的特异性IgE，如果吸入相应的抗原则可激发哮喘。在病毒感染后，可直接损害呼吸道上皮，致使呼吸道反应性增高。有学者认为病毒感染所产生的干扰素、IL-1使嗜碱性粒细胞释放的组胺增多。在乳儿期，呼吸道病毒（尤其是呼吸道合胞病毒）感染后，表现哮喘症状者也甚多。由于寄生虫如蛔虫、钩虫引起的哮喘，在农村仍可见到。

3.食物

由于饮食关系引起哮喘发作的现象常可见到，尤其是婴幼儿容易发生食物过敏，但随年龄的增长而逐渐减少。引起过敏最常见的食物是鱼类、虾蟹、蛋类、牛奶等。

4.气候改变

当气温、气压和（或）空气中离子等改变时可诱发哮喘，故在寒冷季节或秋冬气候转变时发病较多。

5.精神因素

患者情绪激动、紧张不安、怨怒等，都会促使哮喘发作，一般认为它是通过大脑皮层和迷走神经反射或过度换气所致。

6.运动

有70%~80%的哮喘患者在剧烈运动后诱发哮喘，称为运动诱发性哮喘，或称运动性哮喘。典型的病例是在运动6~10分钟，停止运动后1~10分钟内支气管痉挛最明显，许多患者在30~60分钟内自行恢复。运动后约有1小时的不应期，在此期间40%~50%的患者再进行运动则不发生支气管痉挛。临床表现有咳嗽、胸闷、气急、喘鸣，听诊可闻及哮鸣音。有些患者运动后虽无典型的哮喘表现，但运动前后的肺功能测定能发现有支气管痉挛。本病多见于青少年。如果预先给予色甘酸钠、酮替芬或氨茶碱等，则可减轻或防止发作。有关研究认为，剧烈运动后因过度通气，致使气道黏膜的水分和热量丢失，呼吸道上皮暂时出现浓度过高，导致支气管平滑肌收缩。

7.哮喘与药物

有些药物可引起哮喘发作，如心得安等因阻断 β_2 - 肾上腺素能受体而引起哮喘。2.3%~20%哮喘患者因服用阿司匹林类药物而诱发哮喘，称为阿司匹林哮喘。患者因伴有鼻息肉和对阿司匹林耐受低下，因而又将其称为阿司匹林三联征。其临床特点是，服用阿司匹林可诱发剧烈哮喘，症状多在用药后2小时内出现，偶可晚至2~4小时。患者对其他解热镇痛药和非甾体抗感染药可能有交叉反应；儿童哮喘患者发病多在2岁以前，但大多为中年患者，以30~40岁者居多；女性多于男性，男女之比约为2∶3；发作无明显季节性，病情较重又顽固，大多对激素有依赖性；半数以上有鼻息肉，伴有常年性过敏性鼻炎和（或）鼻窦炎，鼻息肉切除术后有时哮喘症状加重或促发；常见吸入物变应原皮试多呈阴性反应；血清总IgE多正常；家族中较少有过敏性疾病的患者。关于其发病机制尚未完全阐明，有人认为患者的支气管环氧酶可能因一种传染性递质（可能是病毒）的影响，致使环氧酶易受阿司匹林类药物的抑制，即对阿司匹林不耐受。因此当对患者使用了阿司匹林类药物后，影响了花生四烯酸的代谢，抑制前列腺素的合成，使PGE2/PGF2α失调，白细胞三烯生成量增多，导致支气管平滑肌出现强而持久的收缩。

哮喘的重要特征是存在气道高反应性，研究表明，一些遗传因子控制着气道对环境刺激的反应，说明哮喘患者家属中存在气道高反应性的基础，故气道高反应性遗传在哮喘的遗传中起着重要作用。

（1）变态反应：支气管哮喘的发病与变态反应有关，已被公认的主要为I型变态反应。患者多为特异性体质，常伴有其他过敏性疾病，当变应原进入体内刺激机体后，可合成高滴度的特异性IgE，并结合于肥大细胞和嗜碱性粒细胞表面的高亲和性Fcε受体（FcεR1）；也能结合于某些B细胞、巨噬细胞、单核细胞、嗜酸粒细胞、NK细胞及血小板表面的低亲和性Fcε受体（FcεR2）。但是FcεR2与IgE的亲和力比FcεR1低10~100倍。如果过敏源再次进入体内，可与结合在FcεR上的IgE交联，合成并释放多种活性递质，致使支气管平滑肌收缩、黏液分泌增加、血管通透性增高和炎症细胞浸润等，炎症细胞在递质的作用下又可释放多种递质，使气道炎症加重。根据过敏源吸入后哮喘发生的时间，可分为速发型哮喘反应（IAR）、迟发型哮喘反应（LAR）和双相型哮喘反应（DAR）。IAR几乎在吸入过敏源的同时立即发生反应，15~30分钟达高峰，在2小时左右逐渐恢复正常。LAR则起病迟，6小时发生，持续时间长，可达数天。某些较严重的哮喘患者与迟发型反应有密切关系，其临床症状重，肺功能受损明显而持久，常需吸入糖皮质激素等药物治疗后恢复。近年来，LAR的临床重要性已引起人们的高度重视。LAR的机制较复杂，与IgE介导的肥大细胞脱颗粒有关，主要因气道炎症所致，可能涉及肥大细胞的再脱颗粒和白三烯（L/T）、前列腺素（PG）、血栓素（TX）等缓发递质的释放。有研究表明，肥大细胞脱颗粒反应不是免疫机制所特有，非免疫性刺激例如运动、冷空气、吸入二氧化硫等都可激活肥大细胞而释放颗粒。现认为哮喘是一种涉及多种炎症细胞相互作用、许多递质和细胞因子参与的一种慢性炎症疾病，LAR是由于气道炎症反应的结果，肥大细胞则为原发效应细胞，而嗜酸性粒细胞、中性粒细胞、单核细胞、淋巴细胞和血小板等为继发效应系统，这些细胞又可释放大量炎性递质，激活气道靶器官，引起支气管平滑肌痉挛、微血管渗漏、黏膜水肿、黏液分泌亢进的神经反应兴奋，患者的气道反应性明显增高。临床上单用一般支气管扩张剂不易缓解，而应用皮质类固醇和色甘酸钠吸入治疗可预防LAR的发生。

关于支气管哮喘与Ⅲ型变态反应的关系现又提出争议。传统观点认为，外源性哮喘属Ⅰ型变态反应，表现为IAR；而内源性哮喘属Ⅲ型变态反应（Arthus现象），表现为LAR。但也有研究结果表明，LAR绝大多数继发于IAR，LAR对IAR有明显的依赖性。因此，并非所有LAR都是Ⅲ型变态反应。

（2）气道炎症：气道炎症是近年来哮喘发病机制研究领域的重要进展。支气管哮喘患者的气道炎症是一种由多种细胞特别是肥大细胞、嗜酸性粒细胞和T淋巴细胞参与，并有50多种炎症递质和25种以上细胞因子相互作用的气道慢性非特异性炎症。气道炎症是哮喘患者气道可逆性阻塞和非特异性支气管高反应性的重要决定因素。哮喘的气道炎症反应过程有三个阶段，即IgE激活和FcεR启动，炎症递质和细胞因子释放，以及黏附分子表达促使白细胞跨膜移动。当变应原进入机体后，B细胞识别抗原并活化，其活化途径如下：T、B细胞识别抗原不同表位分别表达激活；B细胞内吞、处理抗原并结合主要组织相容性复合体（MHCⅡ），此复合体被Th识别后释放IL-4、IL-5进一步促进B细胞活化。被活化的B细胞产生相应的特异性IgE抗体，后者再与肥大细胞、嗜酸性粒细胞等交联，再在变应原的作用下产生、释放炎症递质。已知肥大细胞、嗜酸性粒细胞、中性粒细胞、上皮细胞、巨噬细胞和内皮细胞都有产生炎症递质的能力，根据递质产生的先后可分为快速释放性递质（如组胺）、继发产生性递质（PG、LT、PAF等）和颗粒衍生递质（如肝素）三类。肥大细胞是气道炎症的主要原发效应细胞，肥大细胞激活后，可释放组胺、嗜酸性粒细胞趋化因子（ECF-A）、中性粒细胞趋化因子（NCF-A）、LT等递质。肺泡巨噬细胞在始动哮喘炎症中也可能起重要作用，它被激活后可释放TX、PG和血小板活因子（PAF）等递质。ECF-A使嗜酸性粒细胞趋化，并诱发释放主要碱基蛋白（MBP）、嗜酸性粒细胞阳离子蛋白（ECP）、嗜酸性粒细胞过氧化酶（EPO）、嗜酸性粒细胞神经毒素（EDN）、PAF、LTC4等，MBP、EPO可使气道上皮细胞脱落，暴露感觉神经末梢，造成气道高反应性。MBP、EPO又可激活肥大细胞释放递质。NCF-A可使中性粒细胞趋化并释放LT、PAF、PGS、氧自由基和溶酶体酶等，加重炎症反应。LTC4和LTD4是极强的支气管收缩剂，并促使黏液分泌增多和血管通透性增加。LTB4能使中性粒细胞、嗜酸性粒细胞的单核细胞趋化、聚集并分泌递质等。PGD2、PGF2、PGF2a、PGI2和TX均是强力的气道收缩剂。PAF可收缩支气管和趋化、激活嗜酸性粒细胞等炎症细胞，诱发微血管渗出增多，是重要的哮喘炎症递质之一。近年来发现在气道上皮细胞及血管内皮细胞产生的内皮素（ET5）是引起气道收缩和重建的重要递质，ET1是迄今所知最强的支气管平滑肌收缩剂，其收缩强度是LTD4和神经激肽的100倍，是乙酰胆碱的1000倍，ET还有促进黏膜下腺体分泌和促进平滑肌和成纤维细胞增生的效应。炎前细胞因子TNFa能刺激气道平滑肌细胞分泌ET1。这不仅加剧了平滑肌的收缩，还提高了气道平滑肌自身收缩反应性，并可导致由气道细胞异常增生引起气道重建，可能成为慢性顽固性哮喘的重要原因。黏附分子

（AMs）是一类能介导细胞间黏附的糖蛋白，现已有大量研究资料证实，黏附分子在哮喘发病中起重要作用，在气道炎症反应中，黏附分子介导白细胞与内皮细胞的黏附和跨内皮转移至炎症部位。

总之，哮喘的炎症反应有多种炎症细胞、炎症递质和细胞因子参与，其关系十分复杂，有待深入探讨。

（3）气道高反应性：气道反应性是指气道对各种化学、物理或药物刺激的收缩反应。气道高反应性（AHR）是指气道对正常不引起或仅引起轻度应答反应的非抗原性刺激物出现过度的气道收缩反应。气道高反应性是哮喘的重要特征之一。AHR常有家族倾向，受遗传因素影响，但外因性的作用更为重要。目前普遍认为气道炎症是导致气道高反应性重要的机制之一。当气道受到变应原或其他刺激后，由于多种炎症细胞、炎症递质和细胞因子的参与、气道上皮和上皮内神经的损害等导致AHR。有人认为，气道基质细胞内皮素的自分泌及旁分泌，以及细胞因子特别是$TNF\alpha$与内皮素相互作用在AHR的形成上有重要作用。此外，AHR与β-肾上腺能受体功能低下、胆碱能神经兴奋性增强和非肾上腺素能非胆碱能（NANC）神经的抑制功能缺陷有关。在病毒性呼吸道感染、SO_2、冷空气、干燥空气、低渗和高渗溶液等理化因素刺激下均可使气道反应性增高。气道高反应性程度与气道炎症密切相关，但两者并非等同。目前已公认AHR为支气管哮喘患者的共同病理生理特征，然而出现AHR者并非都是支气管哮喘，如长期吸烟、接触臭氧、病毒性上呼吸道感染、慢性阻塞性肺疾病、过敏性鼻炎、支气管扩张、热带肺嗜酸性粒细胞增多症和过敏性肺泡炎等患者也可出现AHR，所以应该全面地理解AHR的临床意义。

（三）神经因素

支气管的自主神经支配很复杂，除以前所了解的胆碱能神经、肾上腺素能神经外，还存在非肾上腺素能非胆碱能（NANC）神经系统。

三、病理

气道的基本病理改变为肥大细胞、肺巨噬细胞、嗜酸性粒细胞、淋巴细胞与中性粒细胞浸润。气道黏膜上组织水肿，微血管通透性增加，支气管内分泌物储留，支气管平滑肌痉挛，纤毛上皮剥离，基膜露出，杯状细胞增生及支气管分泌物增加等病理改变，称为慢性剥脱性嗜酸性细胞性支气管炎。上述的改变可随气道炎症的程度而发生变化。若哮喘长期反复发作，则可进入气道不可逆性狭窄阶段，主要表现为支气管平滑肌的肌层肥厚，气道上皮细胞下的纤维化等致气道重建，周围肺组织对气道的支持作用消失。在发病早期，因病理的可逆性，解剖学上很少发现器质性改变。随着疾病发展，病理学变化逐渐明显。肺膨胀及肺气肿较为凸出，肉眼可见，肺柔软疏松有弹性，支气管及细支气管内含有黏稠痰液及黏液栓。支气管壁增厚、黏膜充血肿胀形成皱襞，黏液栓塞局部可发现肺不张。

四、临床表现

支气管哮喘典型的表现是发作性伴有哮鸣音的呼气性呼吸困难。与哮喘相关的症状有咳嗽、喘息、胸闷、咳痰等。干咳或咳大量白色泡沫痰，严重者可呈强迫坐位或端坐呼吸，甚至出现发绀。哮喘症状可在数分钟内发作，经数小时至数天，用支气管扩张药可缓解或自行缓解。哮喘的发病特征如下：

（1）发作性：当遇到诱发因素时呈发作性加重。

（2）时间节律性：常在夜间及凌晨发作或加重。

（3）季节性：常在冬春季节发作或加重。

（4）可逆性：平喘药通常能缓解症状，可有明显的缓解期。认识这些特征，有利于哮喘的诊断与鉴别。

（一）护理体检

缓解期可无异常体征。发作期胸廓膨隆，叩诊呈过清音，多数患者双肺可闻及广泛的呼气相为主的哮鸣音，呼气音延长。严重哮喘发作时常有呼吸费力、大汗淋漓、发绀、胸膜反常运动、心率增快、奇脉等体征。

（二）运动性哮喘

有些青少年患者表现在运动时出现胸闷和呼吸困难，称为运动性哮喘。

（三）重症哮喘

严重的哮喘发作持续24小时以上，经一般支气管舒张剂治疗不能缓解者，称为重症哮喘，又称哮喘持续状态。常因呼吸道感染未控制，持续接触大量的过敏源，失水使痰液黏稠形成痰栓阻塞细支气管，治疗不当或突然停用糖皮质激素，精神过度紧张，并发自发性气胸或肺功能不全等因素引起。患者表现为极度呼吸困难、端坐呼吸、发绀明显、大汗淋漓、心悸、焦虑不安或意识障碍，甚至出现呼吸及循环衰竭。患者颈静脉怒张，胸廓饱满，呈吸气状，呼吸幅度小，叩诊呈过清音，心浊音界缩小，呼气时两肺可闻及哮鸣音，合并感染者肺部可闻及湿啰音。如呼吸微弱或痰栓阻塞支气管，哮鸣音可不明显。

五、辅助检查

（一）血液常规检查

部分患者发作时可有嗜酸性粒细胞增高，但多数不明显，如并发感染可有白细胞数增高，中性粒细胞比例增高。

（二）痰液涂片检查

可见较多嗜酸性粒细胞，如合并呼吸道细菌感染，痰液涂片革兰染色、细胞培养及药物敏感试验有助于病原菌的诊断及指导治疗。

（三）肺功能检查

缓解期肺通气功能多数在正常范围。在哮喘发作时，由于呼气流速受限，表现为第一秒用力呼气量（FEV_1），一秒率（FEV_1/FVC）、最大呼气中期流速（MMER）、呼出50%与75%肺活量时的最大呼气流量（MEF50%与MEF75%）以及呼气峰值流量（PEFR）均减少。可有用力肺活量减少、残气量增加、功能残气量和肺总量增加，残气占肺总量百分比增高。经过治疗后可逐渐恢复。

（四）血气分析

哮喘严重发作时可有缺氧，PaO_2和SaO_2降低，由于过度通气可使$PaCO_2$下降，pH值上升，表现呼吸性碱中毒。如重症哮喘，病情进一步发展，气道阻塞严重，可有缺氧及CO_2潴留，$PaCO_2$上升，表现呼吸性酸中毒。如缺氧明显，可合并代谢性酸中毒。

六、治疗

目前尚无特效的治疗办法，但坚持长期规范化治疗可使哮喘症状得到良好控制，减少复发甚至不再发作。1994年美国国立卫生研究院心肺血液研究所与WHO共同努力，制订了关于哮喘管理预防的全球策略，让长期使用少量或不用药物的患者活动不受限制，并能与正常人一样生活、工作和学习。治疗原则为，消除病因,控制急性发作，预防复发。

（一）消除病因

脱离过敏源，消除引起哮喘的刺激因子。

（二）控制急性发作

急性发作治疗的主要目的是尽快缓解气道阻塞，纠正低氧血症、恢复肺功能，预防进一步恶化或再次发作。治疗方案则依据病情的严重程度而定，可选择以下一种或多种药物。

1.气管扩张剂

即β_2-受体兴奋剂。此类药物主要通过兴奋β_2-受体，舒张支气管平滑肌。稳定细胞膜。短效的β_2-受体兴奋剂兴奋支气管平滑肌的作用强，起效快（吸入后数分钟即发生作用），能迅速控制哮喘的急性发作。常用的β_2-受体兴奋剂有沙丁胺醇（又名沙丁胺醇，喘乐宁），特布他林（博利康尼），非诺特罗（备劳特）等。沙丁胺醇片2~4mg/次、每日3次，喘乐宁气雾吸入，0.1~0.2mg/次，每日2~3次，博利康尼，2.5mg/次，每日口服2~3

次；缓解沙丁胺醇（全特宁）口服剂量，每次8mg，每日2次，其他常用的长效β受体兴奋剂有丙特卡罗（美喘清），沙美特罗和班布特罗缓释片等。

2.茶碱类药物

主要的作用机制如下：抑制磷酸二酯酶，提高平滑肌细胞内的cAMP的浓度，同时具有腺苷受体的拮抗作用；刺激肾上腺分泌肾上腺素；增强呼吸肌的收缩。茶碱类药物的支气管作用低于β_2-受体兴奋剂。常用的有氨茶碱，口服0.1~0.2g/次。3次/天，必要时用葡萄糖稀释后静脉推注或静脉注射，一般日剂量为8~10mg/kg，每日总量不得超过1.2~1.5g。由于茶碱的毒性作用以及个体间茶碱的代谢差异很大，为获得最佳有效血浓度，防止不良反应，应经常监测血液中茶碱浓度。茶碱缓释片（舒弗美）、氨茶碱控释片，每12小时服药一片常能维持理想的血药浓度。

3.抗胆碱能药物

其作用主要是，可以阻断节后迷走神经通路，降低迷走神经兴奋性，使平滑肌松弛；乙丙溴铵吸入制剂（商品名为爱喘乐）疗效好，不良反应较少：此外还有阿托品、山良菪碱等。

4.其他受体拮抗剂

如硝苯地平通过钙离子进入肥大细胞，以缓解支气管痉挛，息斯敏则通过拮抗受体扩张支气管。

5.急性发作的其他处理措施

促进痰液引流、氧疗、控制感染，危重患者应注意水、电解质和酸碱平衡失调，并及时给予纠正，必要时给予机械通气。

（三）预防复发

避免接触过敏源，参加体育锻炼，增强体质，预防感冒。还可以采用以下措施。

1.色甘酸二钠

色甘酸二钠是一种肥大细胞稳定剂，能降低气道的高反应性，对预防运动或过敏源诱发的哮喘最为有效，有两种方法：一是为预防哮喘症状发作，应每天用药，每次吸入20mg，一日3次；二是为预防运动或接触过敏（如动物）引起的哮喘，应在运动前（或接触前）5~6分钟用药。此药效可持续3~4小时，其不良反应可见干咳等。酮替芬能抑制肥大细胞释放递质，对LAR和IAR均有效，主要不良反应有嗜睡、倦怠。

2.丙酸培氯米松气雾剂

100μg雾化吸入，每日3~4次，控制气道反应性炎症。

七、护理措施

（一）护理诊断

1.气体交换受损

与支气管痉挛、气道炎症、黏液分泌增加所致气道阻力增加有关。

2.清理呼吸道无效

与气道平滑肌痉挛、痰液增多黏稠，无效咳嗽，疲乏无力有关。

3.知识缺乏

缺乏正确使用雾化吸入器的有关知识。

4.焦虑

与哮喘反复发作，呼吸困难有关。

5.潜在并发症

自发性气胸、呼吸衰竭、肺心病。

（二）护理措施

1.气体交换受损

（1）加强观察，了解病情变化：观察患者呼吸形态，有无高碳酸血症或低氧血症的症状、体征，定时听诊肺部呼吸音，估计哮鸣音变化情况。重症哮喘应专人护理，每隔10~20分钟测量血压、脉搏和呼吸一次。检测动脉血气分析结果，肺功能指标等。

（2）环境和体位：提供安静、舒适、冷暖适宜的环境。保持空气流通，室内不宜放花草、羽毛枕，避免尘埃飞扬或吸入刺激性气体。根据病情提供舒适体位，如端坐体位者提供床旁桌以作支撑。有明确过敏源者，应尽快脱离过敏源。

（3）饮食：提供清淡、易消化、高热量、富含维生素的流质、半流质饮食，保持患者营养充足。不宜食鱼、虾、蟹、蛋类、牛奶等易引起过敏的食物。多饮水，防止痰液黏稠。

（4）氧疗：遵医嘱给予氧气2~4L/min，伴高碳酸血症者应低流量吸氧。吸氧时注意呼吸道湿化、通畅，避免干燥、寒冷气流的刺激，必要时机械通气。

（5）教会、鼓励患者缓解深呼吸或缩唇呼吸，以改善通气，缓解症状。

（6）用药护理：遵医嘱给予支气管舒张药，抗感染药等，并评估效果及不良反应。β_2-受体激动剂：指导患者按需服药，因长期规律使用易出现耐受性；指导患者正确使用雾化吸入器；部分患者有头痛、头晕、心悸、手指颤抖等不良反应，停药或坚持一段时间用药后可消失。用量过大可引起心律失常甚至猝死。茶碱类：用量过大或静脉注射过快，轻者有恶心、呕吐，严重时出现心律失常、血压下降甚至死亡。安全浓度为6~15μg/mL，总量不超过1.5g，注射时间在10分钟以上。控释片或缓释片整片吞服。糖皮质激素：对胃肠道有刺激作用，宜饭后服用。吸入易引起咽部念珠菌感染，吸入激素后立即漱口。长期用药应注意肥胖、糖尿病、高血压、骨质疏松、消化性溃疡等不良反应。联合而受体激动剂或控释茶碱，以减少糖皮质激素用量。患者不得自行停药或减量，应遵医嘱进行阶梯式逐渐减量。

2.清理呼吸道无效

（1）评估患者痰的色、质、量及黏稠度，患者体力状况，咳嗽的能力及方法，听诊肺部呼吸音，尤其是啰音部位。评估患者液体出入量，有无脱水的表现。

（2）教会患者掌握深呼吸和有效的咳嗽、咳嗽咳痰技巧，协助患者翻身叩背，保证痰液引流。

（3）加强营养，补充消耗，防止患者衰竭而无力排痰。鼓励患者每天饮水2~3L，重症哮喘应静脉液，以纠正脱水，稀释痰液。

（4）遵医嘱给予痰液稀释剂、支气管舒张剂、糖皮质激素及缓解气道炎症和水肿，促使排痰。

（5）必要时经鼻腔或口腔吸痰或气管插管、气管切开，建立人工气道以清除痰液，减少无效腔。

3.知识缺乏

（1）评估患者使用吸入器的情况，找出使用中存在的问题及原因，然后针对患者存在的问题，结合其文化程度、学习能力，确定教育内容、方法及进度。

（2）准备有关资料（如说明书），与患者及家属讨论吸入器的主要结构、使用方法及正确使用的意义。

（3）医护人员演示吸入器的正确使用方法，指出关键步骤为吸药前先摇匀药液，缓慢呼气至不能再呼时，屏气5~10秒使较小的雾粒在更远的外周气道沉降，然后再缓慢呼气。

（4）反复练习，医护人员观察其使用过程是否正确。

（5）学会有关吸入器的清洗、保存、更换等知识与技能。

八、健康教育

（一）提高患者对疾病的正确认识，增强战胜疾病的信心

帮助患者及家人获得哮喘的有关知识，如哮喘的概念，诱因，怎样控制发作及治疗，以控制哮喘、维持患者正常工作和学习为主，使患者建立战胜疾病的信心。

（二）避免哮喘的诱因

避免摄入引起哮喘发作的食物；室内不种花草，不养宠物；保持室内清洁；打扫或喷洒杀虫剂时，患者应离开现场。避免刺激性气体的吸入。戒酒，避免被动吸烟，预防上呼吸道感染。掌握正确的吸入技术。讲解常用药的用法、剂量、疗效及不良反应，与患者共同制订长期管理、防止复发的计划。

（三）自我监测病情

识别哮喘的先兆及哮喘加重的早期表现，评估哮喘发作的程度，在症状出现以前争取早期用药，避免哮喘的严重发作。

（四）嘱患者随身携带止喘气雾剂

强调一出现哮喘先兆，应立即吸入 β_2-受体激动剂，同时保持平静、放松以迅速控制症状。单纯的运动性哮喘在运动前吸入色甘酸二钠，酮替芬可预防发作。

（五）保持生活规律和乐观情绪

特别是向患者说明发病与精神紧张、生活压力有关。积极参加体育锻炼，尽可能改善肺功能，预防发展为不可逆气道阻塞。

第四节 慢性肺源性心脏病

一、概述

慢性肺源性心脏病简称慢性肺心病，是由于肺组织、肺血管或胸廓的慢性病变引起肺组织和（或）功能异常，产生肺血管阻力增加，肺动脉压力增高，使右心室扩张和（或）肥厚，伴或不伴有右心衰竭的心脏病，并排除先天性心脏病和左心病变引起者。患者年龄多＞40岁，且随年龄的增长，患病率增长，多继发于慢性阻塞性肺疾病（COPD），因此COPD的防治是减少肺心病患者的关键。

二、临床表现

主要表现为进行性加重的肺、心功能不全以及其他器官的损害，急性加重和缓解期交替出现，按其功能可分为代偿期与失代偿期。

（一）肺、心功能代偿期

1.症状

咳嗽咳痰、气促、活动后心悸、呼吸困难、乏力和活动耐力下降。可有发热，少有胸痛或咯血。感染可加重上述症状。

2.体征

可有不同程度的发绀和肺气肿，桶状胸，语颤减弱，双肺听诊过清音，心界缩小，肺下界下移。右心室肥大，部分患者可有颈静脉充盈，肝颈静脉反流征阳性。

（二）肺、心功能失代偿期

1.呼吸衰竭的临床表现

（1）症状：呼吸困难加重，夜间为甚，常有头痛、失眠、食欲下降、白天嗜睡，甚至出现肺性脑病的表现。

（2）体征：明显发绀、球结膜充血水肿，严重者可出现颅内压升高。可出现周围血管扩张的表现，腱反射减弱或消失，锥体束征阳性。

2.右心衰竭的临床表现

（1）症状：明显气促、心悸、食欲缺乏、腹胀、恶心等胃肠道瘀血症状，少尿。

（2）体征：发绀更明显，颈静脉怒张，心率增快，可出现心律失常。剑突下可听到反流性收缩期杂音。肝脏肿大伴有压痛，肝颈静脉回流征阳性，下肢凹陷性对称性水肿，常最早出现于踝部。卧床患者常腰、背、阴囊及骶部等低垂部位明显，呈凹陷性水肿，重症者可波及全身，下肢水肿多于傍晚出现或加重，休息一夜后可减轻或消失，常伴有夜间尿量的增加。重者可有腹腔积液。少数患者可出现肺水肿及全心衰竭的体征。

三、诊断

根据患者有慢性支气管炎、肺气肿、其他胸肺疾病或肺血管病变，临床上有肺动脉高压、右心室增大或右心功能不全的表现，心电图、X线胸片和超声心动图有右心增大肥厚的征象，可做出诊断。

四、治疗

（一）急性加重期的治疗

（1）控制感染：根据痰培养及药敏试验选择抗生素。没有培养结果时根据感染的环境及痰涂片革兰染色选用抗生素。原则是早期、足量、联合、静脉给药。

（2）氧疗：推荐鼻导管吸氧，1~2L/min。

（3）保持呼吸道通畅：纠正缺氧及二氧化碳潴留。

（4）控制心力衰竭

①利尿剂：原则选用作用轻的利尿剂，小剂量使用。

②正性肌力药：由于慢性缺氧及感染，对洋地黄类药物的耐受性很低，疗效较差，且易发生心律失常，宜选用作用快、排泄快的洋地黄类药物，剂量宜小，可用全量的1/3或1/2。

③血管扩张药：在扩张肺动脉的同时也扩张体动脉，易造成体循环血压的下降，反射性产生心率增快、氧分压下降、二氧化碳上升等不良反应。

（5）及时发现和控制心律失常。

（6）抗凝治疗可减少血栓栓塞的发生，使3年生存率提高1倍。

（7）纠正酸碱失衡及电解质紊乱。

（二）缓解期治疗

可采用中西医结合的综合治疗措施，增强患者的免疫功能，去除诱发因素，减少或避免急性加重期的发生。

五、慢性肺源性心脏病并发症的了解

（一）肺性脑病

由于呼吸衰竭导致缺氧及二氧化碳潴留而引起精神障碍、神经系统症状的一种综合征。肺性脑病是慢性肺心病死亡的首要原因。

（二）酸碱失衡及电解质紊乱

由于缺氧及二氧化碳潴留，机体发挥最大代偿能力仍不能维持体内平衡时，可发生各种不同类型的酸碱失衡及电解质紊乱。

（三）心律失常

多表现为房性期前收缩及阵发性室上性心动过速，其中以紊乱性房性心动过速最具特征性。

（四）休克

一旦发生预后不良。临床以感染性休克最为多见。

（五）消化道出血

消化道出血是肺心病晚期严重并发症，也是肺心病死亡主要原因之一。感染、休克、缺氧、酸中毒是常见的诱因。

（六）弥散性血管内凝血（DIC）

肺心病常因感染、缺氧、红细胞增高及酸中毒而并发。

七、氧疗的护理实践指导

详见慢性阻塞性肺疾病。

八、气道管理的护理实践指导

（一）加强气道管理的原因

（1）患者多为老年患者，年老体弱，呼吸肌进行性衰退，肺组织生理弹性减退，肺功能差，咳嗽反射功能减退，气管内分泌物不易咳出，排痰能力较差。

（2）患者多有长期吸烟史，导致黏膜纤毛活动能力损伤，气道防御功能较差。

（3）痰液较多且黏稠，不易咳出。

（4）患者呼吸活动受限，活动力差，无力咳痰。

（二）气道管理的护理实践指导

（1）保持合适的体位，如床头抬高30°~45°。

（2）保持室内温度在22~24℃，湿度50%~60%，以充分发挥呼吸道的自然防御功能。多开窗通风，保持室内空气新鲜。

（3）协助患者经常变换体位，更换体位后，给予叩背，指导有效咳嗽咳痰，以利于痰液的引流。

（4）痰液黏稠且排痰困难者的患者，评估心脏功能情况，在不明显增加心脏负荷的基础上，鼓励饮水，以保持气道湿化。必要时给予雾化吸入化痰药物。

（5）指导患者进行咳嗽训练。方法：患者取坐位或立位，上身略前倾，卧床患者抬高床头60°。嘱患者深吸气，屏气几秒钟，再张口连续咳嗽3声，咳嗽时收缩腹肌，或用手按压上腹部，辅助咳嗽。停止咳嗽，缩唇将余气尽量排出。再缓慢深吸气重复上述动作，连续做2~3次后休息，正常呼吸几分钟再重新开始。如深吸气诱发咳嗽，可继续分次吸气，争取肺泡充气，增加咳嗽频率。

（6）当急性症状有效控制后，指导患者进行呼吸功能锻炼。

（7）缺乏自主咳痰能力的患者可给予吸痰。

九、营养支持的护理实践指导

（一）营养不良对肺心病患者的影响

（1）长期营养不良和能量消耗增加，可导致患者呼吸肌收缩力和耐力下降，通气功能下降。

（2）人体必需的多种维生素、矿物质、微量元素和氨基酸摄入明显不足将严重影响机体的抗氧化功能，从而加重肺损害，使肺功能进行性下降。

（3）慢性肺心病患者长期反复急性发作，可导致小气道细支气管不同程度的破坏，黏膜纤毛脱落、削弱。在营养不良的情况下，除整个机体免疫功能受到影响外，肺泡巨噬细胞功能低下，气道中粘蛋白生成减少，上皮复制受限，影响组织的修复，呼吸道防御功能进一步减弱。

（4）营养不良严重影响肺的防御和免疫功能，尤其是细胞免疫功能。对体液免疫功能的影响，主要是影响上皮细胞再生，使IgA下降，致呼吸系统防御功能下降，感染不易控制，呼吸衰竭难以纠正。

（5）使患者蛋白降低，致免疫功能下降，影响病变组织修复，增加感染的风险。

（6）使患者运动耐力降低，从而降低了患者的生活质量。

（7）随着营养不良加重，慢性肺心病患者继发肺真菌感染的危险性显著增加，营养不良是慢性肺心病患者继发肺真菌感染的宿主因素。

（二）肺心病患者营养不良的原因

（1）热能和多种营养素的摄入不足、三大供热物质的摄入比例欠佳，可能是肺心病患者营养不良的一个重要因素。

（2）慢性肺心病患者进餐时加重呼吸负荷，使血氧饱和度下降，造成患者气促厌食，摄入减少。

（3）慢性肺心病患者膈肌下降使胃容量减少，心力衰竭、缺氧及高碳酸血症等造成胃黏膜瘀血，抗生素和茶碱药物对胃黏膜的刺激等均可使患者胃肠功能紊乱，影响消化与吸收功能。

（4）由于肺顺应性下降，气道阻力增加，呼吸肌收缩力减低，从而使呼吸功增加，能量消耗增加，引起营养供给的相对不足。

（5）分解代谢增加由于感染、发热、缺氧、酸碱失衡、焦虑等因素引起机体代谢及内分泌紊乱，使机体处于严重的应激和高分解状态。

（三）营养支持的护理实践指导

（1）国外研究表明有30%~70%的慢性肺心病患者存在不同程度的营养不良，并且随着病情的加重营养不良的程度更加凸出。

（2）对肺心病患者进行细致和较准确的膳食调查和营养评估，并及早参照调查和评估结果，给予针对性的饮示指导和营养干预治疗，不仅可以改善患者的营养状态和提高细胞免疫功能，而且有利于肺通气功能的改善。

（3）体重减低是营养不良重要的指标之一。大多数学者认为以实际体重指数低于正常体重指数（BMI）的90%作为判断营养不良的标准，为目前较为简便、有效的方法。

（4）有研究提出，体重减低患者的营养状态和肺通气指标普遍低于体重正常的患者。

（5）营养支持治疗能明显提高患者营养指标参数和免疫功能，提高患者氧分压，增加患者二氧化碳的排出，缩短患者的住院时间。

（6）有研究提出，伴有营养不良的慢性肺心病急性加重期患者，在抗感染等综合治疗的基础上，给予短期静脉营养支持有助于改善肺功能，增强呼吸肌的作用，减少进一步体重下降，改善免疫功能，减少感染，提高生活质量。

（7）指导患者少食多餐（每天5~6次）、细嚼慢咽，避免饱餐引起或加重心衰。

（8）如患者出现水肿、腹腔积液、尿少时，应限制钠水摄入，钠盐 <3g/d，水分 <1500mL/d。

（9）每天热量摄入至少达到125kJ/kg，其中蛋白质为1.0~1.58/（kg·d），必要时遵医嘱静脉补充营养。

（10）由于肠道淤血、进食减少、长期卧床、焦虑及排便方式改变等，慢性肺心病患者常发生便秘，用力排便可增加心脏负荷和诱发心律失常。应指导患者进食高纤维饮食，根据心肺功能情况适当运动。卧床患者，指导患者训练床上排便。可进行腹部按摩，促进肠蠕动，必要时予以缓泻剂或灌肠。

（11）对患者及家属讲解营养不良的影响及营养支持的重要性，引起患者及家属的重视。

（12）应用排钾利尿剂时，应监测血钾结果及观察患者有无乏力、腹胀、肠鸣音减弱等低钾血症的表现，适当补充含钾丰富的食物如鲜橙汁、西红柿汁、香蕉、枣、杏等，并适当放宽对盐的限制，必要时遵医嘱补充钾盐。口服补钾宜在饭后或与果汁同饮，以减轻胃肠道不适。

十、压疮的护理实践指导

（一）肺心病患者易发生压疮的原因

（1）慢性肺心病患者由于病情迁延不愈，反复发作，进食少，常伴有低蛋白性营养不良。有研究提出，血清蛋白 < 35g/L，发生压疮的可能性增加5倍。

（2）慢性肺心病患病率随年龄增长而增高，以老年人多见。老年人血管硬化，营养不良，皮肤改变，肌肉萎缩，反应迟钝，对压疮的形成和预后产生直接影响。有研究表明年龄大于70岁是发生压疮的独立危险因素。

（3）肺心病患者心肺功能差，可引起组织血流灌注不足而致组织缺氧，导致皮肤抵抗力降低。

（4）肺心病患者由于心排血量减少、肾血流灌注量减少等，导致体液过多，造成全身水肿，尤其是身体下垂部位水肿。水肿使患者皮肤弹性、顺应性下降，易发生压疮。

（5）心肺功能失代偿期，患者多采取强迫半卧位或坐位，产生垂直压力、剪切力及摩擦力。垂直压力可使毛细血管收缩导致局部组织缺血从而引起损伤。剪切力可使皮肤的血管被拉长，灌注减少。摩擦力易损害皮肤的角质层，从而使压疮的发生率增加。

（6）肺心病患者常合并低氧血症且自理能力差，也是发生压疮的高危因素。

（二）压疮预防的护理实践指导

（1）压疮预防的关键在于对压疮风险的准确评估。常用的压疮危险因素评估量表有Norton评分、Braden评分及Waterlow评分。对于压疮高危患者，应积极采取压疮防范措施。

（2）动态进行压疮危险因素评估，压疮高危患者至少每周评估一次，如患者发生病情变化，应随时进行评估。

（3）临床护士应充分了解压疮发生的相关因素，提高对压疮预防的重视，能够针对压疮发生的原因采取有效的防范措施。

（4）压疮高危患者，应动态评估皮肤情况，明确局部受压的部位及易发生压疮的部位，避免局部长时间受压。

（5）系统性研究表明多种防压疮垫如泡沫敷料、气垫床、水胶体敷料等都有一定的作用。在减轻压力方面，气垫最好，其次为水垫、凝胶垫，泡沫垫最差。避免使用橡皮圈，因使用时可导致气圈部位的皮肤静脉回流受阻，使局部受压发生水肿。

（6）压疮的发生与外界压力的大小和压力持续时间呈正比，间歇性解除组织受压是一种很有效的方法。

（7）使用减压装置和有规律、有计划改变体位是预防压疮的有效措施。建议有压疮危险者和已发生压疮者，应使用减压装置和定时有规律改变床上和椅上的体位。

（8）卧床患者通过皮肤评估决定协助翻身的间隔时间，原则上不超过2小时。如受压皮肤在解除压力30分钟后，压红不消退，应缩短局部组织受压时间。

（9）协助患者翻身时，应将患者身体抬离床面，切忌拖、拉、扯、推。避免皮肤与碎屑、衣服等发生摩擦。

（10）强迫坐位的患者应避免或减少局部皮肤长时间受压，可使用防压疮垫。

（11）长久坐姿的患者一般每15分钟做1次重量转移或抬臀减压的动作。对于自己不能独立完成者，则需要临床护士每1小时帮助进行重量转移或抬臀减压动作。

（12）压疮高危患者，避免摩擦力和剪切力。抬高床头时，尽可能维持短时间至30分钟以内，如因病情需要患者半坐卧位时，应加强局部受压皮肤的评估，必要时应用防压疮垫。

（13）避免医疗设备相关性压疮（MDRPU）。导致MDRPU的相关设备主要包括三类：各种呼吸设备及其固定装置；各种制动装置（夹板、石膏、支具、牵引、颈围领等）；各种管路（动脉管路、尿管、鼻胃管等）。设备与皮肤或黏膜接触的位置均有发生MDRPU的风险。有研究显示，设备的使用时间是发生MDRPU的最主要因素，设备使用时间越长，发生MDRPU的风险就越高。临床护士应加强评估，避免医疗设备对局部皮肤或黏膜长时间压迫。

（14）患者的汗液、大小便和各种分泌物等都会对皮肤产生刺激和污染作用，导致压疮的发生。对于大小便失禁、引流液污染、出汗多的患者，尤其是老年患者，更应重视保持皮肤清洁干燥。

（15）避免更换被服时的拖拉，保持床单平整无皱褶，无渣屑，注意随时检查清理床单位，以免因摩擦而使皮肤受损。

（16）卧床患者，在病情允许情况下，协助患者或指导患者进行适当的关节运动，保持关节活动性和肌张力，促进血液循环，有利于预防压疮。

（17）营养支持。无饮食特殊限制的患者，指导进食高热量、高蛋白、富含维生素、易消化食物，适当补充矿物质保证患者足够的营养。对不能经口进食患者进行肠内营养或静脉营养，可静脉输入脂肪乳、清蛋白、氨基酸等。

（18）在压疮的预防中，取得患者的理解和配合，提高患者的依从性，是各项防范措施有效落实的重要因素。

（19）尽可能避免使用约束带和镇静剂。

（20）如局部皮肤受损，不建议进行局部按摩。

十一、运动训练的护理实践指导

（1）休息是减轻心脏负担的重要方法，可使机体耗氧量明显减少，在慢性肺心病急性加重期，应限制活动，卧床休息。

（2）有研究提出，在肺心病急性加重期，部分床上活动对患者的心肌耗氧量及SpO_2有不同程度的影响，其中影响最显著的是排便和探视。在临床护理中，必须严密观察患者生命体征及SpO_2的变化，特别是患者大便、小便及家属探视时。

（3）充血性心衰患者，安静卧床的确能在短期内促进利尿，减轻心肌做功量，但长期过度的安静卧床会造成深部静脉血栓栓塞、骨骼肌萎缩、肌力低下、运动耐受能力低下，从而对心脏带来负面影响。

（4）卧床患者鼓励多做深呼吸锻炼及低强度的双下肢活动，可减轻因长时间卧床造成的不适及并发症发生，提高呼吸肌肌力，改善肺功能，减轻心肌耗氧量。

（5）1999年美国Heart Failure Consensus Recommendation Committee制订心力衰竭推荐治疗方案中提到了充血性心力衰竭患者要进行适量的运动训练。

（6）有研究提出，早期运动训练不仅可以改善充血性心力衰竭患者的心功能，提高运动耐量，还利于患者病情好转，缩短患者住院时间。

（7）有研究表明，根据患者心功能分级，制订分级活动方案对充血性心衰患者心脏收缩功能及舒张功能均有不同程度的改善。分级活动能改善外周血液循环的内皮功能，降低交感神经兴奋性，纠正心率变异的部分异常情况。

（8）心功能分级，Ⅰ级的患者不限制一般的体力活动，积极参加体育锻炼，但必须避免剧烈运动和重体力劳动；心功能分级Ⅱ级的患者适当限制体力活动，增加午睡时间，可不影响轻体力工作和家务劳动；心功能分级Ⅲ级的患者严格限制一般的体力活动，每天要有充分的休息时间，但日常生活可以自理或在他人协助下自理。可进行床旁和室内活动；心功能分级Ⅳ级的患者绝对卧床休息，给予肢体被动运动。急性症状控制后，首先进行呼吸功能锻炼，随病情好转，指导进行肢体主动活动，并逐渐增加活动量。心功能分级Ⅲ级及Ⅳ级的患者应在心电监护下进行活动。

（9）评估患者心功能情况，并根据患者病情，选择合适的活动方式，制订个体化的运动方案。坚持动静结合，循序渐进的原则。理想的运动强度应既能产生预期效果，又不因强度过高而产生临床症状、不适。活动过程中若有心悸、气急、心绞痛发作或异搏感时，应停止活动并休息。

（10）运动时间宜安排在下午或傍晚进行，避开心血管事件"高峰期"。进餐与运动至少间隔1小时。运动持续时间一般采用15~60分钟，最少需要15分钟有氧训练。对不能耐受的患者可间断进行。

（11）呼吸困难及长期接受氧疗的患者在运动训练中应给予持续的氧疗支持。

第五节　原发性支气管肺癌

一、概述

原发性支气管肺癌，简称肺癌，为起源于支气管黏膜或腺体的恶性肿瘤。根据世界卫生组织（WHO）2008年公布的资料显示，肺癌无论是年发患者数（160万）还是年死亡人数（140万），均居全球癌症首位。在我国，肺癌已成为癌症死亡的首要病因。

二、临床表现

（一）原发肿瘤引起的症状和体征

咳嗽、痰血或咯血、气短或喘鸣、发热、体重下降等。

（二）肿瘤局部扩展引起的症状和体征

胸痛、声音嘶哑、吞咽困难、呼吸困难、上腔静脉阻塞综合征、Homer综合征等。

（三）胸外转移引起的症状和体征

1.转移至中枢神经系统

可引起颅内压增高，如头疼、恶心、呕吐、精神状态异常。

2.转移至骨骼

可引起骨痛和病理性骨折。

3.转移至腹部

部分小细胞肺癌可转移到胰腺，表现为胰腺炎症状或阻塞性黄疸。

4.转移至淋巴结

锁骨上淋巴结是肺癌转移的常见部位。典型者多位于前斜角肌区，固定且坚硬，逐渐增大、增多，可以融合，多无痛感。

三、诊断

（1）对40岁以上长期重度吸烟者或有危险因素接触史者应该每年体检，特别是低剂量CT筛查。

（2）对有任何可疑肺癌症状的患者及时进行排除检查。

（3）发展新的早期诊断方法，如早期诊断的组合标志物等。细胞学和病理学检查仍是确诊肺癌的必要手段。

四、治疗

（一）非小细胞肺癌（NSCLC）

1.局限性改变

（1）手术：对于可耐受的Ⅰa、Ⅰb、Ⅰa和Ⅱb期NSCLC首选手术。

（2）根治性放疗：Ⅲ期患者以及拒绝或不能耐受手术的Ⅰb、Ⅱ期患者均可考虑根治性放疗。

（3）根治性综合治疗：对伴有Homer综合征的肺上沟瘤可采用放疗和手术联合治疗。

2.弥散性病变

（1）化疗：联合化疗可增加生存率、缓解症状以及提高生活质量，可达30%~40%的分缓解率，近5%的完全缓解率，中位生存期为9~10个月，一年生存率为40%。

（2）放疗：如果患者的原发瘤阻塞支气管引起阻塞性肺炎、上呼吸道或上腔静脉阻塞等症状，应考虑放疗。

（3）靶向治疗：分子靶向治疗是以肿瘤细胞具有的特异性（或相对特异性）的分子为靶点，应用分子靶向药物特异性阻断该靶点的生物学功能，从分子水平来逆转肿瘤细胞的恶性生物学行为，从而达到抑制肿瘤细胞的目的。

（4）转移灶治疗：伴颅脑转移时可考虑放疗。

（二）小细胞肺癌（SCLC）

1.化疗

许多化疗药物对未经治疗或复发的SCLC均有较好的疗效。

2.放疗

对明确有颅脑转移者应给予全脑高剂量放疗。

3.综合治疗

大多数局限期的SCLC可考虑给予药物化疗以及同步放疗的综合治疗。

（三）生物调节剂

生物反应调节剂为小细胞肺癌提供了一种新的治疗手段，如小剂量干扰素每周3次间歇疗法。

（四）中医药治疗

中国中医药学有许多单方及配方在肺癌的治疗中可与西药治疗起协同作用，减少患者对放疗、化疗的反应，提高机体抗病能力，在巩固疗效，促进、恢复机体功能中起到辅助作用。

五、戒烟的护理实践指导

吸烟与肺癌的相关性：WHO 报道 90% 肺癌与吸烟有关，吸烟已经被证实为癌的重要危险因素之一。每只烟中含 20~40ng 苯并芘，这是一种极强的致癌原和致突变原。苯并芘需经代谢激活始具突变作用，成为致癌物 BPDE，BPDE 损伤抑癌基因 P53 基因，引起人肺组织癌细胞的发展和转移。

六、心理支持的护理实践指导

（1）肺癌患者除受疾病本身折磨外，易出现情绪的不稳定，临床护士应提供个性化、人性化的服务，多鼓励关心患者，给予心理疏导，引导患者积极面对疾病，保持乐观的心态。

（2）对于暗示性强的患者避免给予不良刺激，向患者适当隐瞒病情或降低病情的严重程度，稳定其情绪是一个极其重要的方面。

（3）社会-家庭支持对肺癌患者情绪稳定起重要作用。临床护士应引导家属多给予患者关心和支持，家属的精神支持和生活照顾在患者心理社会适应中发挥潜在的作用。

（4）加强对患者及家属疾病相关知识的宣教，提高患者及家属对肺癌的认识与应对能力。

（5）指导患者应用放松术有效调节自己的情绪。

（6）护士娴熟的技术操作技能与丰富的专业知识，能为患者提供最大的安全感，"操作轻巧"也可被认为包含了情感上的关爱。

（7）主动了解患者的需求和情绪状态，被认为是对患者关爱的最好表现。临床护士具有同情之心，能够感同身受，并积极、及时为患者提供帮助和支持，是最完美的关爱。

（8）有研究报道，临床护士认为关爱的情感层面对肺癌患者更为重要，而肺癌患者认为护理技术行为层面更为重要，这种差异从一定程度上反映了患者需要的特殊性和护士为患者护理的整体性，提示护理技术和人文关怀在肺癌患者护理中缺一不可。

（9）癌症的诊断结果对人类来说是较强烈的应激体验之一。有研究提出，当健康个体被疑诊癌症需要明确诊断时，心理会遭受重创，伴发不同程度的焦虑、抑郁等心理应激反应。如果应激反应过于强烈，会导致体内儿茶酚胺及肾上腺皮质激素，特别是糖皮质激素分泌增加，可以影响机体的抗病能力、生活质量及治疗预后。

（10）医护人员的人文关怀可以显著减轻患者的心理应缴，缓解其紧张、焦虑的情绪，增加抗病能力，对进一步治疗能够产生积极正向的作用。

（11）临床护士要将人文关怀融入临床护理实践中，能够根据患者的文化背景、价值观及期望水平，个性化满足患者人文关怀的需求。要有意识为患者提供人文关怀，加强护患沟通，并使护患沟通贯穿于整个护理过程。

（12）对肺癌患者实施人文关怀，可使患者提高对疾病的认识，积极主动配合治疗，提高治疗效果，改善患者乃至患者整个家庭的生活质量。

（13）积极为患者创造优美、舒适、安静、温馨的治疗环境。

（14）在日常工作中注重关心患者、尊重患者，建立以患者利益为中心的人文环境。

（15）重视健康教育，鼓励患者共同参与，可采取集体教育与一对一教育相结合的方式，对出院的患者定时电话回访并给予适当的指导，增强患者治疗信心。

七、营养支持的护理实践指导

（一）营养不良对肺癌患者的影响

肿瘤细胞代谢的特点为有氧糖酵解及谷氨酰胺的活跃摄取，肿瘤这种低效率利用葡萄糖过程易导致患者出现恶液质。肺癌恶液质可导致患者内脏和机体蛋白质消耗，损害机体组织结构和器官功能，减弱机体免疫力，增加宿主易感性。有研究提出，营养状况良好的肺癌患者的生存率明显优于营养不良患者。

（二）肺癌患者营养不良的原因

（1）代谢异常：肺癌患者出现能量、丁哌卡因、脂肪、蛋白质、维生素、微量元素代谢异常，引起体重下降，致抗氧化功能及免疫力下降。

（2）厌食：厌食是引起营养不良的主要因素之一。

（3）肿瘤可释放出与氨基酸结构类似的副产物，使味觉改变，导致食欲减退。

（4）化疗药物引起的不良反应，可出现严重恶心、呕吐、食欲减退。

（5）化疗药物可抑制机体免疫功能，导致口腔炎及黏膜炎，影响患者进食。

（三）营养不良的护理实践指导

（1）营养评估有利于临床护士针对性的应用营养支持方案。

（2）准确地评估肺癌化疗期患者的营养状况，重视化疗给肺癌患者带来的营养风险，及早应对，最大程度维持患者的营养水平。

（3）合理安全用药，以保证疗效并减少副反应的发生。

（4）血清清蛋白水平是揭示患者营养状态的窗口，预示患者预后的重要因子，也是评价内脏蛋白功能的重要方法。营养不良和炎症可抑制清蛋白合成，积极控制感染及改善营养状况对肺癌患者非常重要。

（5）根据患者身体状况及体质，为患者制订个性化饮食计划及促进食欲的方案，有利于改善患者的营养状况。

八、疼痛的护理实践指导

（一）疼痛对肺癌患者的影响

70%癌症晚期有剧痛，癌性疼痛引发的痛苦，不仅是躯体的疼痛也是对精神的折磨，容易使患者失去生活的勇气，痛不欲生，甚至导致自杀，这也是晚期癌症患者尤其是终末期患者最严重的问题。癌性疼痛不仅是医学问题，而且是一个社会问题。

（二）疼痛的护理实践指导

（1）控制疼痛最重要的是合理使用镇痛药物，根据WHO制订的三阶梯疼痛原则，采用阶梯给药、口服给药、按时给药、个体化给药。

（2）在使用镇痛药物的同时，应密切的观察镇痛药物的不良反应，合理使用相关的辅助用药，减轻和消除不良反应，达到最好效果。

（3）鼓励患者做自己感兴趣的事，分散患者对疼痛的注意力，使其疼痛处于抑制状态，减轻其疼痛的感受强度。

（4）采用积极暗示可使患者放松、消除紧张情绪，提高其痛阈值，对减轻疼痛或止痛有良好效果。

（5）使用安慰剂，或合理利用某些医生的权威均有效缓解患者的疼痛。

（6）采用放松疗法，让患者集中注意力想象自己身处一个意境或风景，再配以优美的音乐，可起到松弛和减轻疼痛的作用。

（7）做诱导性想象前，让患者先行有节奏的深呼吸，通过自我意识集中注意力，放松全身肌肉，对减轻疼痛强度、增加耐痛力具有良好的效果。

九、功能锻炼的护理实践指导

（一）功能锻炼对肺癌术后患者的影响

肺癌手术是创伤性手术，手术本身可造成患者呼吸功能下降，易引起呼吸系统并发症。加强早期功能锻炼能有效预防和减少肺部并发症的发生，促进患者术后顺利康复。

（二）功能锻炼的护理实践指导

（1）呼吸功能锻炼，使膈肌活动能力增强，肺泡换气量增加，呼吸能量消耗减少，可有效改善患者的呼吸困难。

（2）呼吸功能锻炼不能迅速改善患者的肺功能，其锻炼是一个长期的过程。

（3）临床护士应让患者了解功能锻炼的重要性，提高患者对呼吸功能训练的重视程度。

（4）肺癌患者坚持长期呼吸功能锻炼，能改善肺功能，提高患者的生活质量，预防呼吸系统的并发症。

（5）缩唇呼吸、吹气球锻炼、爬楼梯训练均可有效锻炼患者的呼吸肌，增加患者的肺活量。

（6）适当康复锻炼对促进肺癌术后患者肺活量的恢复有积极作用。

（7）行走康复锻炼能促进身体气机畅达、血液流动、筋骨舒松、关节活动，同时可以改善肺通气功能，使肺活量增加，有利于促进肺功能恢复。

（8）通过保健操的锻炼还可以防止骨骼肌肉退化，促进机体各组织器官的协调运作，全面提高身体素质。

十、化疗不良反应的护理实践指导

（一）化疗常见不良反应

（1）骨髓抑制白细胞降低、红细胞降低、血小板降低。

（2）胃肠道反应恶心、呕吐等。

（3）心脏毒性部分化疗药物可产生心脏毒性，损害心肌细胞，患者出现心悸、胸闷、心前区不适、气短等症状，甚至出现心力衰竭。

（4）肝脏损害几乎所有的化疗药物均可引起肝功能损害，转移者可出现肝功能异常、肝区不适，甚者可导致中毒性肝炎。

（5）有些化疗药大剂量应用时可引起肾功能损害而出现腰痛、肾区不适等。

（6）静脉炎绝大多数化疗药物的给药途径是静脉滴注，可引起不同程度的静脉炎。

（7）其他便秘、脱发等。

（二）化疗不良反应的护理实践指导

（1）临床护士应动态关注患者的血常规，发现异常，及时报告医生。

（2）告知患者化疗期间或化疗后减少外出，减少亲友的探访，避免交叉感染。

（3）避免跌伤和擦伤，有创治疗后适当延长局部压迫时间。

（4）血常规指标低的患者可根据医嘱使用相应的药物治疗，并及时复查。

（5）接受某些化学治疗后，会出现头发部分或全部脱落。为避免或减轻患者出现自我形象紊乱的心理，在化疗前临床护士应向患者解释脱发的原因和性质，给予开导，可预先剪短头发，增强患者的适应性，必要时准备假发、头巾、帽子或适当发饰，减轻患者的心理压力。

（6）化疗药物对胃肠道的反应因个体差异而不同。有些患者开始化疗时就出现食欲差，恶心呕吐等不适，会直接影响化疗效果和患者对化疗的依从性，应及早介入对胃肠道不良反应的干预。

（7）为减少化疗不良反应，化疗前可根据患者的情况遵医嘱给予保护胃黏膜的药物；化疗后让患者多饮水，减少对肾脏的毒性作用；对食欲差的患者，嘱家属结合患者的口味化精心为其准备可口的食物，以增强食欲；鼓励患者按时进食，多进食易消化的食物，且少食多餐，克服胃肠道反应带来的不适。

（8）加强患者的营养，进食高蛋白、高热量、富含维生素、清淡、易消化的饮食，烹饪时注意色香味搭配。

（9）避免油腻、辛辣等刺激食物，避免过冷、过热食物，以免刺激胃肠道及口腔黏膜。

（10）患者在使用化疗药物时可出现便秘，指导进食粗纤维食物、加强腹部按摩，以刺激肠道蠕动，保持大便通畅。出现便秘者遵医嘱使用大黄、开塞露、灌肠等通便措施。

（11）加强对静脉炎的识别和认知。

2000版美国静脉输液护理学会关于静脉炎的分级：0级没有症状；1级穿刺部位发红，伴有或不伴有疼痛；2级穿刺部位疼痛，伴有发红和（或）水肿；3级穿刺部位疼痛，伴有发红和（或）水肿，静脉有条索状改变，可触摸到硬结；4级穿刺部位疼痛，伴有发红和（或）水肿，可触摸到条索状的静脉＞1英寸，有脓液流出。

（12）有研究提出，使用精密输液器能有效预防静脉炎的发生。

（13）静脉损伤的程度与化疗药物浓度、药液输注速度及输注药物总量均有关系。

（14）浓度较低的化疗药物滴入后迅速滴入一定量的生理盐水，能有效减少静脉炎的发生。

十一、化疗药物外渗的护理实践指导

（一）化疗药物外渗分类

1.不与DNA结合的化疗药物外渗

此类外渗立刻产生损伤，代谢迅速，损伤类似烧伤，愈合快。

2.与DNA结合的化疗药物外渗

此类药物外渗立刻产生毒性，而且毒性进入深部组织，毒性作用时间长，由于化疗药物与组织细胞的DNA结合，使这些细胞丧失了自身愈合的能力。

（二）化疗药物外渗原因

（1）长时间反复应用大剂量化疗药物，可致静脉萎缩变细，管壁变薄，弹性下降，脆性增加。

（2）长时间输液可致肢体水肿，影响静脉循环，易引起药液外渗。

（3）多次反复在一条血管上穿刺，易引起血管纤维化，形成瘢痕组织。如果针眼未愈合，易引起药液渗漏。

（4）由于化疗药物的不良反应，如恶心、呕吐，或者进食、大小便等，增加了患者活动的机会，针头易滑出血管；患者输液肢体活动过度，导致针尖穿破血管，均可引起药物外渗。

（5）临床护士静脉穿刺技术水平差，穿刺时针尖刺破血管壁或针尖斜面未能完全进入血管，药物经破口和针尖斜面渗至皮下组织。针头固定不牢，未做到定时巡视观察静脉穿刺部位。

（6）化疗药物药液浓度高，刺激性强，易发生药液外渗。

（7）输液量大、输液速度过快、血管条件差、操作失误等均可导致药液外渗。

（三）化疗药物外渗症状

（1）中度或重度疼痛，通常为烧灼、刺痛，局部红、肿，穿刺血管无回血。

（2）局部形成水疱、皮肤发黑变硬，发黑变硬的皮肤下可能已经形成溃疡。当厚的表皮坏死时，创面苍白，毛细血管缺血，创面逐渐形成干黑色结痂。

（3）溃疡形成，早期不明显，当损伤后的1~2周结痂脱落，溃疡的空洞即表现出来。典型的溃疡为基地面黄色纤维坏死，周围为红色的边缘。

（四）化疗药物外渗的护理实践指导

（1）化疗药物外渗如处理不当，可引起外渗部位红、肿、痛及局部周围组织坏死，严重者需外科清创植皮，加重患者痛苦，延长住院时间，增加住院费用。针对患者化疗药物外渗的相关因素，采取相应的护理干预措施。

（2）根据化疗药物外渗发生的原因，对临床护士进行知识及技术的培训，提高临床护士化疗药物外渗的防范意识。

（3）化疗前签署化疗同意书，向患者说明化疗方案及化疗不良反应、药物外渗原因、表现及处理原则，并进行相关知识健康教育，以提高患者化疗期间的自我识别及防范能力。

（4）输注化疗药物，特别是高渗性、刺激性强的化疗药物，避免选择外周小静脉，建议经中心静脉输注，优先选择经外周中心静脉置管。

（5）输注化疗药物应选择粗、直、弹性好的血管进行穿刺，避免选用指、趾静脉或选用皮下脂肪少而临近关节、神经等部位的血管，力求一次穿刺成功，避免反复穿刺，以免造成血管内膜的损伤。

（6）对于老年患者、糖尿病、动脉硬化者建议不选用下肢静脉。同一静脉避免多次穿刺，发生外渗后应更换另一侧肢体静脉。

（7）输注化疗药物之前，由两人核对确认静脉通路有回血、无外渗后方可输入化疗药物。

（8）输注前，应告知患者一旦感到穿刺点疼痛、肿胀或其他异常感觉应立即通知护士，切勿勉强忍耐。

（9）指导患者在输注化疗药物时，注意输液肢体的活动，避免注射针头移位导致药物外渗；输液侧肢体勿压迫，以免影响血液回流，造成药物外渗。

（10）输注化疗药物过程中，临床护士要加强巡视，密切观察患者穿刺局部情况。

（11）一旦发生药物外渗，应立即停止输液，保留穿刺针头。先尽量回抽局部外渗的残液，然后以外渗处为中心，扇形皮下注入解毒剂。局部24小时内给予间断冰敷，24小时后再用50%的硫酸镁湿敷。

（12）外渗性损伤，溃疡一般在3~10天发生。药物外渗组织损伤的发生有时间差异，可能与渗液的剂量、浓度、接触时间、部位、个体差异等有关。

（13）外渗后应抬高患肢，避免局部受压，促进血液回流，减轻局部组织肿胀。禁止在同侧行静脉注射及输注。

（14）外渗小水疱的处理。

①对多发性小水疱，注意保持水疱的完整性。

②避免摩擦和热敷。

③保持局部清洁，抬高肢体。

④应用可粘贴密闭敷料，使水疱自然吸收。

（15）外渗大水疱（直径1cm以上）的处理。

①严格消毒后，用注射器在水疱的边缘穿刺将水疱的液体抽吸。

②应用可粘贴密闭敷料，如爱立敷泡沫敷料、美皮康、优拓、水胶体敷料等。但有水疱，且周围皮肤有炎症时，不能粘贴薄膜或水胶体等密闭敷料，以免红肿加重，甚至感染。

（16）外渗组织坏死的处理。

①清创。

②控制感染。

③促进肉芽组织生长。

④必要时手术治疗。

（17）外渗后，指导并鼓励患者进行合理的屈肘、握拳、外展、内旋运动，避免出现关节强直、肌肉萎缩等严重后果。

十二、经外周静脉穿刺置入中心静脉导管（PICC）的护理实践指导

（一）优选PICC导管的原因

化疗药物容易刺激血管发生药物性静脉炎，使血管红肿、疼痛、闭锁，造成再次化疗输液时静脉穿刺困难，反复穿刺也给患者带来很大痛苦，而且化疗药物外渗后可出现严重不良反应。传统的深静脉置管术，虽然解决了浅静脉穿刺给药所带来的局部反应，但操作较复杂，危险性较大，不利于观察与护理。PICC置管极大减少了频繁静脉穿刺给患者带来的痛苦，导管不易脱出，液体流速不受患者体位影响，避免化疗药物的外渗，保留时间长，可由护士床旁操作，因而临床应用日趋广泛。

（二）PICC导管维护的护理实践指导

（1）PICC置管及置管后护理应有经过专门培训的护士进行操作。

（2）护理观察要点

①观察患者有无胸闷、心悸；穿刺侧肢体有无肿胀、疼痛；有无发热不适等全身症状。

②注意观察穿刺局部有无渗血、渗液、红肿等症状。

③观察输液滴速，有无导管阻塞。

④每班交接观察导管的位置及置入长度。

⑤观察导管固定情况，避免发生脱管。

（3）告知患者置管侧上肢在置管后24小时内相对制动，并保持抬高。

（4）置管24小时后指导患者做握拳动作，以促进血液循环，减少血栓的发生。

（5）睡眠时，不要压迫置管侧的肢体；起床时避免用置管侧肢体撑托用力；衣袖口不宜过紧。

（6）告知患者应避免盆浴、泡浴，可淋浴。淋浴前可用保鲜膜包裹置管侧上肢。

（7）PICC置管术后24小时内更换敷料一次，以后常规每周更换1次。如发现敷料污染、潮湿、脱落，应及时更换。

（8）PICC导管冲管及封管应采用多10ml的空针，采用正压脉冲法，以免在管腔内形成涡流。冲管液的最少量为导管和附加装置容量的2倍。

（9）成人若用含防腐剂的生理盐水，24小时总量不超过30ml；新生儿和小儿不应使用含防腐成分的生理盐水。

（10）应根据PICC导管类型、患者过敏史、输入的液体等，选择生理盐水或肝素盐水定期封管，使用肝素封管时，要注意有无血小板减少的症状和体征，以及输入液体与肝素有无配伍禁忌。

（11）应用肝素封管时，肝素的浓度以不引起系统抗凝且保持导管通畅的最低浓度为宜。

（12）在输注不同药物之间建议使用生理盐水冲管。

（13）导管如出现破损、断裂，或发生滑脱，置管肢体会出现疼痛、麻木、烧灼、肿胀等不适症状，应及时就医。

（14）临床护士对于出院患者定期进行电话随访，了解导管情况，提供维护指导，发现问题及时处理。

（15）对患者加强HCC相关知识的健康宣教，指导患者自行观察置管处周围皮肤有无红肿等异常情况。患者院外应自备贴膜若干，必要时加强固定导管，避免院外意外脱管，出现异常情况，应及时就医。

（三）PICC并发症的护理实践指导

1.穿刺不成功

个别患者由于交感神经兴奋，肾上腺素分泌增加，继而引起血管紧张素分泌增加，导致全身血管痉挛，管腔缩小与血管壁间摩擦力增加，使置管阻力增加，出现送管困难导致失败。患者血管条件差，也可导致穿刺不成功。操作前向患者及家属详细宣教PICC相关知识，并对患者进行心理疏导，以利导管顺利置入。对于机体状况差的患者，应慎重选择置管血管，以增加顺利置管的成功率。

2.穿刺部位渗血

穿刺部位渗血是常见的并发症之一，多发生在穿刺后24小时之内，主要发生于穿刺部位活动过度、穿刺困难致反复穿刺、有出血倾向的患者。应熟练掌握穿刺技巧，慎重选择穿刺血管，留置导管后和拔出导管后用无菌纱布压迫5分钟以上，有出血倾向者应适当延长压迫时间，建议大于10分钟。若置管后发生渗血、血肿，可不拔管，局部给予更换敷料，压迫止血，同时指导患者避免肢体过度活动。

3.粘胶相关皮肤损伤

主要为固定导管的敷料对患者局部皮肤的刺激。应选择防菌、防水、低敏的固定敷料。粘贴前保持皮肤清洁干燥，必要时剪除毛发，粘贴时要进行张力粘贴，粘贴后从中心向外周轻柔按压，保持无皱褶无空隙。

4.导管堵塞

常见的原因是血液纤维阻塞或血液凝结。进行规范的导管冲管和封管，可以有效防止导管堵塞。

5.导管脱落或移位

主要是与患者烦躁不安、固定不妥、外力的牵拉及患者的体位改变有关。应选择合适的敷料妥善固定导管，加强巡视及观察，加强对患者相关知识的宣教。

6.机械性静脉炎

通常发生于置管后48~72小时，主要由于选择的导管型号与血管的内径大小不适宜，导管材料过硬，置管过程静脉管壁受刺激，穿刺侧肢体活动过度所致。操作前认真评估患者的血管情况，慎重选择穿刺血管及留置导管的型号；置管过程中动作轻柔，避免对血管壁造成损伤；置管24小时内指导患者适当限制置管侧肢体的活动。

7.感染

主要是由于无菌操作不严、换药不及时或穿刺部位皮肤菌群污染迁移到导管装置而引起的。应严格无菌操作原则，规范进行导管维护。

第五章　老年神经系统疾病护理

第一节　癫痫

癫痫是多种原因导致的脑部神经元高度同步化异常放电的临床综合征。此病具有反复性、短暂性及突然发作的特点。由于所累及的部位不同，临床表现也不尽相同，主要表现为意识、感觉、运动、自主神经功能障碍。癫痫是神经系统疾病中第二大疾病，仅次于脑血管疾病，流行病学资料显示普通人群癫痫的年发病率为（50～70）/10万，患病率约为0.5%，其病死率是普通人群的2～3倍，为（1.3~3.6）/10万。我国的癫痫患者在900万以上，每年有65万~70万新发癫痫患者，难治性癫痫约为25%，数量至少在150万以上。

一、专科护理

（一）护理要点

癫痫发作时，应立即取卧位，解开领口、腰带，头偏向一侧，保持呼吸道通畅，必要时吸痰。静脉注射安定，速度宜缓慢，因安定有抑制呼吸的作用。密切监测患者意识、瞳孔、呼吸、血氧饱和度的变化。

（二）主要护理问题

（1）有窒息的危险与癫痫发作时分泌物增多及喉头痉挛有关。
（2）有受伤害的危险与癫痫发作突然出现意识障碍有关。
（3）气体交换障碍与癫痫发作喉头痉挛有关。
（4）排尿障碍与意识障碍有关。
（5）有个人尊严受损的危险与意识障碍引起尿失禁有关。

（三）护理措施

1.一般护理
（1）病房安静、整洁，避免声光刺激，床旁备压舌板。易碎危险品放置在远离患者的位置，避免癫痫发作时，患者受到伤害。为患者佩戴腕带及信息卡，指导患者及家属出现前驱症状时立即卧床或在安全的地方躺下，同时向身边的人呼救。

（2）选择宽松、质地柔软衣物。

（3）癫痫发作时，立即为患者取卧位，头偏向一侧，松解腰带、领口，清除口腔内分泌物，保持呼吸道通畅，上、下臼齿之间放入压舌板，防舌咬伤，同时给予氧气吸入。

2.病情观察及护理

（1）观察癫痫发作的前驱症状。

（2）监测患者的生命体征和瞳孔的变化，保持呼吸道通畅。

（3）监测癫痫发作频次、癫痫发作时的表现、发作持续时间、是否发生自伤或他伤以及发作结束后的恢复程度等，给予及时、准确、完整记录，并告知医生。

二、健康指导

（一）疾病知识指导

1.概念

是各种原因引起的脑部神经元高度同步化异常放电的临床综合征，以短暂性、发作性、重复性及刻板性为主要临床特点。

2.病因及诱因

（1）遗传因素及先天性疾病因素。

（2）产伤及孕期母体病症因素。

（3）颅内疾病，如肿瘤、脑囊虫等。

（4）脑血管疾病。

（5）营养代谢性疾病，如甲亢、糖尿病等。

（6）既往史诱发癫痫发作的病因，如神经系统疾病、用药史、高热惊厥史。

（7）精神因素，过度兴奋或紧张等。

3.主要症状

（1）部分性发作。

①单纯部分发作，包括：部分运动性发作，即肢体局部抽搐；体觉性发作，即肢体麻木感或针刺感；自主神经性发作，即面色潮红、多汗、呕吐等症状；精神性发作，遗忘症。

②复杂部分性发作：以意识障碍为主要特征。

③部分性发作继发全面性强直-阵挛发作。

（2）全身性发作：肌痉挛、失神发作、阵挛发作、强直发作等。

4.常用检查项目

脑电图，视频脑电图，血常规，血寄生虫检查，血糖测定，头CT、MRI、DSA等。

5.预后

预后较好，大部分患者需终身服药。由于癫痫类型有所不同，因此预后也不尽相同。癫痫持续状态患者多因高热、神经元兴奋毒性损伤及循环衰竭而死亡。

（二）饮食指导

进食无刺激、营养丰富的食物，切勿暴饮暴食，同时勿过度饥饿；避免选择咖啡、酒等刺激性食物。

（三）用药指导

（1）癫痫患者的用药要求严格，必须遵照医嘱按时、按量服药，切忌漏服、自行调量或忽然停药，这样可诱发癫痫持续状态或难治性癫痫。

（2）常见抗癫痫药物及不良反应：丙戊酸钠、苯巴比妥、卡马西平、水合氯醛等。服用丙戊酸钠的患者中可有少量出现胃肠道不良反应，例如：恶心、呕吐、消化不良等。苯巴比妥不良反应主要表现为嗜睡，其他可以出现记忆力减退、共济失调、肌张力障碍及胃肠道不良反应等。由于苯巴比妥具有强碱性，应指导患者饭后服用。卡马西平可加重失神和肌痉挛发作，部分患者服卡马西平可出现药疹。水合氯醛保留灌肠，应在患者排便后进行，避免灌肠后将药物排出。

（四）日常生活指导

（1）指导患者选择舒适、柔软、易于穿脱的病服，病室环境安静，避免过度嘈杂，严格限制人员探视，危险易碎物品应远离患者放置。

（2）癫痫患者应保证足够的休息，避免情绪过度激动和紧张，避免出入嘈杂及声光刺激较强的场所。

（3）部分患者发病前有前驱症状，指导患者此时应立即采取安全舒适体位；如癫痫发作时，指导家属应立即将患者抱住，慢慢将患者放置在床上，通知医护人员，将压舌板置于患者上、下白齿之间，以防舌咬伤，切忌用力按压患者肢体，以免发生骨折。

（五）康复指导

（1）癫痫患者言语笨拙，鼓励患者进行语言训练，先锻炼单字发音，逐渐锻炼词语表达，最后为整句。

（2）帮助患者树立信心，鼓励患者多说多练。

（3）指导家属可以通过聊天的方式锻炼患者的语言能力，沟通时不可表现出厌烦，要耐心与之沟通。

三、循证护理

癫痫患者的用药时间较长，服药时间及服药剂量均有严格要求，告知患者服用药物的重要性、自行更改药量的危害性等，此类用药护理尤为重要。因此为了提高患者的疾病治愈程度，应做好用药指导，以保证患者服药的依从性。

癫痫患者住院治疗是短期的，更多的时间是在院外进行正常的生活，因此，患者出院后进行良好的康复，避免诱发因素，遵医嘱用药至关重要。研究显示，影响癫痫患者不遵医行为的因素有：对疾病知识认识理解差；健康意识薄弱，不易接受理解健康教育；疾病反复，丧失治疗的信心；担心、恐惧药物的不良反应等，因此健康教育与用药指导至关重要，应引起医护人员的重视。

第二节　缺血性脑卒中

缺血性脑卒中又称脑梗死（CI），包括脑血栓形成、腔隙性脑梗死和脑栓塞等，是指因脑部血液循环障碍，缺血、缺氧所致的局限性脑组织的缺血性坏死或软化。脑梗死发病率为110/10万，占全部脑卒中的60%～80%。按解剖部位分型可分为4型：全前循环梗死、部分前循环梗死、后循环梗死和腔隙性梗死。

一、病因及发病机制

（一）血管壁病变

动脉粥样硬化、动脉炎、发育异常（先天性脑动脉瘤、脑动静脉畸形）、外伤等。其中以动脉硬化最多见。

（二）血液流变学异常及血液成分改变

（1）血液黏滞度增高，如高脂血症、高糖血症、高蛋白血症、白血病、红细胞增多症等。

（2）凝血机制异常：如血小板减少性紫癜、血友病、应用抗凝剂、DIc等。此外，妊娠、产后及术后也可出现高凝状态。

（三）血流动力学改变

如高血压、低血压以及心功能障碍等。

（四）其他

如颈椎病、肿瘤等压迫邻近的大血管、影响供血颅外形成的各种栓子（如空气、脂肪、肿瘤等）引起脑栓塞。在颅内血管病变的基础上，如动脉内膜损坏破裂或溃疡，在睡眠、失水、心律失常时，出现血压下降、血流缓慢，胆固醇易于沉积在内膜下层，引起血管壁脂肪透明变性、纤维增生、动脉变硬、迂曲、管壁厚薄不均，血小板及纤维素等黏附、聚集、沉着形成血栓。血栓逐渐扩大，使动脉管腔变狭窄，最终引起动脉完全闭塞，血流受阻或中断，受累血管供应区的脑组织出现缺血、水肿、坏死。

二、临床表现

常在安静状态下或睡眠中起病，约1/3患者的前驱症状表现为反复出现TIA。根据血栓形成部位的不同，出现相应的症状和体征。

（一）颈内动脉系统（前循环）脑梗死

1.颈内动脉血栓形成

对侧偏瘫、偏身感觉障碍、双眼对侧同向性偏盲，优势半球受累可出现失语。当眼动脉受累时，可有单眼一过性失明，偶尔成为永久性视力丧失。颈部触诊发现颈内动脉搏动减弱或消失，听诊可闻及血管杂音。

2.大脑中动脉血栓形成

主干闭塞可出现对侧偏瘫、偏身感觉障碍和同向性偏盲，可伴有双眼向病灶侧凝视，患者多有不同程度的意识障碍，脑水肿严重时可导致脑疝形成，甚至死亡。

3.大脑前动脉血栓形成

大脑前动脉近段阻塞时可无症状。远段闭塞时，对侧偏瘫，下肢重于上肢，有轻度感觉障碍，主侧半球病变可有失语，可伴有尿失禁及对侧强握反射等。也可出现淡漠、欣快等精神症状，双下肢瘫痪等。

（二）椎-基底动脉系统（后循环）脑梗死

1.大脑后动脉血栓形成

主干闭塞表现为对侧偏盲、偏瘫及偏身感觉障碍，伴有失读，可伴有视幻觉、视物变形和视觉失认、失读及命名性失语等症状。深穿支闭塞表现为：对侧偏身感觉障碍，以深感觉障碍为主，自发性疼痛、感觉过度、轻偏瘫、共济失调、舞蹈——手足徐动等。

2.椎动脉血栓形成

眩晕、恶心、呕吐和眼球震颤、声音嘶哑、吞咽困难及饮水呛咳、小脑性共济失调、交叉性感觉障碍等。

3.基底动脉血栓形成

主干闭塞表现为眩晕、恶心、呕吐及眼球震颤、构音障碍、吞咽困难及共济失调等，病情进展迅速而出现球麻痹、四肢瘫、昏迷，并导致死亡。基底动脉分支的闭塞会引起脑干和小脑的梗死。常见以下各种临床综合征：脑桥腹外侧综合征、闭锁综合征、基底动脉尖综合征。

三、治疗原则

（一）急性期治疗

要重视超早期（<6小时）和急性期的处理，注意对患者进行整体化综合治疗和个体

化治疗相结合。针对不同病情、不同发病时间及不同病因，采取有针对性的措施，这些措施通过两个途径实现，即溶解血栓和脑保护治疗。

1.一般治疗

包括卧床休息、调控血压、控制血糖及做好各种并发症的处理。

2.溶栓治疗

通过溶解血栓，使闭塞的脑动脉再通，恢复梗死区的血液供应，防止缺血脑组织发生不可逆性损伤。溶栓治疗的时机是影响疗效的关键。常用药物尿激酶等，但须严格掌握好适应证、禁忌证，预防并发症发生。

3.抗凝治疗

阻止血栓的进展，防止脑卒中复发，并预防脑梗死患者发生深静脉血栓形成和肺栓塞。常用药物有肝素、低分子肝素、华法林等。

4.降纤治疗

降解纤维蛋白原，增加纤溶系统的活性，抑制血栓形成。常用药物有巴曲酶、降纤酶等。

5.抗血小板聚集治疗

在发病早期给予抗血小板聚集药物阿司匹林，可降低卒中的复发率，改善患者的预后。

6.脑保护治疗

使用神经保护剂及亚低温治疗等降低脑耗氧量。

7.降颅压治疗

积极控制脑水肿预防脑疝发生。

8.其他

采用扩容或中医中药治疗、介入治疗等。

9.设立脑卒中绿色通道和卒中单元

脑卒中的绿色通道包括医院24小时内均能进行头部CT及MRI检查，与凝血化验有关的检查可在30分钟内完成并回报结果，诊疗费用的保证等，尽量为急性期的溶栓及神经保护治疗赢得时间。卒中单元是脑血管病管理模式，指在卒中病房内，由神经专科医生、物理治疗师、语言康复师、心理治疗师及专业护理人员等组成，对患者进行药物治疗、肢体康复、语言训练、心理康复和健康教育等全面治疗。

（二）恢复期治疗

康复治疗应尽早进行，只要患者意识清楚、生命体征平稳、病情不再进展，48小时后即可进行，康复应与治疗同时进行。做好脑血管病的二级预防，降低脑卒中复发的危险性。

四、护理

（一）院前急救

（1）发生脑卒中时需启动急救医疗服务体系，使患者得到快速救治，并能在关键的时间窗内获得有益的治疗。脑卒中处理的要点按"7D"原则：检诊，派送，转运，收入急诊，资料，决策，药物。前3个"D"是基本生命支持阶段，后4个"D"是进入医院脑卒中救护急诊绿色通道流程。

（2）脑卒中紧急救护中护理人员的作用。

①分诊护士职责：鉴别各种脑血管病常见症状、体征，并加以识别。当出现意识障碍、呼吸循环障碍、脑疝等危及生命的情况时，迅速通知医师，并配合责任护士做好监测。

②责任护士职责：生命体征监测；开辟静脉通道，留置套管针；采集血标本，血常规、血生化血糖、电解质、肝肾功能、凝血4项，为患者行辅助检查时给予协助，协助、指引办理入院。

（二）严密观察病情，及时抢救处理

1.病情观察

观察患者意识状态、瞳孔、生命体征及伴随症状如有无头痛、恶心、喷射性呕吐、瘫痪等的进展和改变，及时遵医嘱给予吸氧、心电监护。准备好急救物品及药品，当出现脑疝表现时要及时处理，给予脱水药物，配合医生积极抢救。完善护理记录。

2.保持呼吸道通畅

对有意识障碍的患者应采取侧卧位或平卧头偏向一侧，以利口腔、气道分泌物及呕吐物的引流。如呼吸道有分泌物应立即吸出，避免引起误吸、窒息，注意有无呼吸障碍、发绀及气道分泌物增加等现象。必要时协助医师插管或气管切开，使用呼吸器辅助呼吸，应用口咽气道管置于口腔喉部预防舌后坠，定时翻身、叩背、雾化吸入以利排痰。注意痰液的性质、颜色和量，并做好记录。

3.做好安全防护

对意识障碍或肢体瘫痪的患者及时加放床挡，身边随时留人，预防坠床、碰伤。

（三）用药护理

1.溶栓药物护理

（1）静脉溶栓：遵医嘱泵入尿激酶，在15～30分钟内泵完，输注过程中观察患者意识、肌力、语言变化，输注完毕做好记录，急查化验记录抽血、结果回报时间，及时告知医生。注意患者主诉，观察患者有无黏膜、消化道出血情况、有无血尿，牙龈有无出血等，做好交接班。如有并发症，应积极处理。

（2）动脉溶栓：除上述护理外同DSA术后护理。

2. 抗凝药物护理

严格把握药物剂量，密切观察患者意识和血压变化，定期评估患者神经功能情况，监测出凝血时间，观察皮肤、黏膜有无出血、消化道出血情况、有无血尿，牙龈有无出血，皮肤青紫瘀斑情况。做好用药前的告知宣教工作，及时签知情同意书，并做好护理记录与观察。

3. 扩血管药物护理

应用钙通道拮抗药时因有明显的扩血管、松弛血管平滑肌作用，使脑血流量增加，患者会出现头部胀痛、颜面发红，血压降低等，应监测血压变化，注意滴速，出现不适及时通知医生。

4. 应用脱水药物的护理

输入前应检查甘露醇性质、外观，有无结晶、絮状物。要求甘露醇250ml液量宜在20分钟内滴入，应保证速度以达效果。还要观察患者有无甘露醇过敏情况，甘露醇过敏反应很少见，偶尔有致哮喘、皮疹，甚至致死亡。对于脑血管疾病伴心功能不全者用甘露醇应慎重，以免因输入过快或血容量增加而诱发心力衰竭，必要时遵医嘱给予输液泵控制速度，输入过程中应注意患者主诉并注意观察皮肤情况。避免药物外渗致局部红肿起水泡，甚至组织坏死，如不慎造成外渗立即更换穿刺部位，外渗处粘贴水胶体敷料或泡沫敷料，效果良好，如发现静脉炎可用增加型透明贴膜外敷或硫酸镁外敷，输入后监测水、电解质变化、应定期观察并及时调整；肾功能损害表现为用药期间出现血尿、少尿、无尿、蛋白尿、尿素氮升高等，对原有肾功能损害者应慎用。必须用时，用药期间密切监测肾功能并及时处理。一旦出现急性肾功能衰竭，应首选血液透析。

（四）保证营养摄入，注意鼻饲安全

1. 定期评价吞咽障碍的程度

应观察患者是否能经口进食，进食不同黏度食物的吞咽情况，饮水时有无呛咳，以及采用不同姿势技巧时的吞咽、进食效果，评估有无营养障碍。

2. 饮食护理

鼓励能吞咽的患者经口进食，选择高蛋白、高维生素食物，选择软食、半流或流质食物，避免粗糙、干硬、辛辣食物。应少量多餐，充分咀嚼，及时清理口腔，避免食物残留于口内而引发口腔感染。有义齿者尤应注意。

3. 肠内营养支持

对于吞咽困难的患者，为减少呛咳误吸的发生，应尽早应用鼻饲。鼻饲过程中需要注意鼻饲的速度和每次鼻饲量。随时评价患者的胃肠功能，如是否有呕吐、腹胀、排便、排气及肠鸣音异常。如发生应急性溃疡出血量在50ml以上者，遵医嘱应暂时禁食。

（1）肠内营养原则：浓度从低到高、剂量从少到多、速度从慢到快。

（2）鼻饲喂养方法：营养剂分次注食器推注，每次250~400ml，每日4~6次，间歇

重力滴注，营养剂置于容器内通过输液管重力滴注，每次250～400ml，每分钟30ml，每日4～6次，将营养液均匀泵入，每日1次，持续12～24小时，该方法适合肠动力差的患者。

（五）偏瘫肢体护理

1.卧位时肢体摆放

（1）患侧卧位：患侧在下方，上肢前伸，与躯干角度不小于90°，前臂旋后，腕被动背伸，下肢屈曲，髋屈曲小于30°，膝屈曲小于80°。健侧在上方，上肢应放在身上，不可放在身前以避免影响患肢恢复；下肢髋、膝屈曲并用软枕支撑。后背用软垫牢固支撑。

（2）健侧卧位：健侧在下方，上肢以舒适为宜，下肢膝关节、臀部伸直。患侧在上方，患侧上肢放在胸前并由软枕支撑，肩关节屈曲90°，肩胛骨前伸，肘关节伸直，患侧下肢向前稍屈髋、屈膝，并用枕头支撑。

（3）仰卧位：易引发痉挛模式应尽少采用。

2.日常生活护理

用提醒、示范等方法让患者注意患侧，将闹钟、手机等放在患侧，工作人员在与患者交谈或做操作时要站在患者的患侧，增加患者对患侧的关心和注意。患者在康复师指导下循序渐进进行功能锻炼。

3.触摸患侧肢体

每天经常触摸患侧的肢体，让患者判断触及部位，在患者的注意下用健侧手、粗糙的毛巾、毛刷或震动的按摩器摩擦患侧肢体，增加患侧肢体的感觉输入。告知家属或陪护人员，请他们在日常生活中经常提醒患者，提高对患侧的注意力。

4.约束肢体

当患者烦躁时应遵医嘱对健侧肢体适当约束，以免自残或拔除管道。为患者翻身时避免拉拽患侧上肢，以免造成肩关节脱位或加重脱位。

（六）语言沟通障碍的护理

1.手势提示法

与患者共同约定手势示意图，如伸大拇指表示排便，伸小指表示排尿等。除偏瘫或双侧肢体瘫、听力障碍患者不能应用外，其他失语均可应用。

2.实物图片法

利用一些实物图片进行简单的沟通交流以满足生活需要，解决实际困难。利用常用物品如茶杯、彩图、碗、人头像、病床等，反复教患者，茶杯表示要喝水、人头像表示头痛、病床表示翻身。此种方法最适合于听力障碍的交流。

3.写字板的应用

能够书写的患者，使用写字板书写与患者沟通。

4.积极与患者沟通，了解需求

使用鼓励及安慰性语言，及时满足患者需要，帮助其树立信心，配合治疗与护理，及早康复。

（七）预防并发症

1.预防肺部感染

（1）正确鼻饲，预防误吸及相关性肺炎的发生。吞咽障碍者备好负压吸引器。

（2）保持呼吸道通畅，促进痰液排出，可使用叩背机叩背；有效吸痰，超声雾化吸入。

（3）维持肺部功能，如床上肢体被动运动操、定时翻身、咳嗽锻炼，并鼓励清醒患者充分深呼吸。在病情允许情况下患者应取半卧位或床头抬高30°以上。

（4）做好有关器具的消毒，预防交叉感染。如患者吸氧使用的氧气湿化瓶和管道、超声雾化装置及与呼吸系统吸入性治疗有关的一切器具，均应严格消毒后方能使用护理人员注意手的消毒。

（5）有发热的患者，给予降温护理。

2.预防泌尿系感染

对于尿失禁患者注意保持床单位清洁干燥，及时清洁会阴，对于潴留患者应先用物理性刺激诱导排尿，无效时留置导尿，每日清洁尿道口，并夹闭尿管2~4h放尿一次，训练膀胱功能。定时更换尿管，观察尿液颜色、量、性质。

3.预防压疮

因脑血管病患者肌力的减弱或消失，均会出现完全性瘫痪（肌力丧失）和不完全性瘫痪（肌力减弱），因此预防压疮是护理的重点。按照Braden评分标准，根据患者病情进行定期评定，做到勤翻身、勤擦洗、勤整理、勤按摩。严重偏瘫患者使用气垫床，对于排便失禁患者保持床单位清洁平整干燥，及时清理大小便，会阴部使用护肤膜防止浸渍、破溃的发生。护理患者时动作轻柔，防止牵拉，并注意管路情况，防止脱管发生。感觉障碍者禁用热水袋以免烫伤。

4.预防深静脉血栓

长期卧床患者，在护理中应帮助患者减少形成静脉血栓的危险因素，如下肢抬高20°~30°，下肢远端高于近端。另外，肢体瘫痪最有效的方法是增加患者的活动量，鼓励患者深呼吸、咳嗽、早期下床活动，并督促患者运动。对于病情稳定的患者，及早进行床边康复训练，配合康复师为患者进行自主、被动的活动，防止痉挛萎缩及下肢血栓形成。

（八）心理护理

通过用图片、讲解等方法让患者了解疾病常见的原因、病理生理过程、临床表现、治疗方法及其预后，提高对疾病的认识，消除恐惧心理，提高自信心，克服自卑感，帮助患者正确体验情绪。让患者诉说各种不适和烦恼，充分了解患者的病情及生活背景。在建立良好医患关系的基础上，给予同情、安慰，动员和指导家人及朋友在各个方面关心、支持、帮助患者，使其功能得到最大限度的恢复，并运用自理理论，指导患者在现有状态下建立自理能力。

第三节　高血压脑出血

一、概述

（一）定义

高血压脑出血，是由血压高而引起的脑实质内出血，是最常见的急性脑局部血液循环障碍性疾病，主要表现为急性或亚急性脑损害症状，以意识和肢体突然瘫痪为常见，病死率高。幸免于难的大多留有不同程度的后遗症。

（二）病理生理

高血压病常导致脑底的小动脉发生病理性变化，突出的表现是在这些小动脉的管壁上发生玻璃样或纤维样变性和局灶性出血、缺血和坏死，削弱了血管壁的强度，出现局限性的扩张，并可形成微小动脉瘤。高血压性脑出血即是在这样的病理基础上，因情绪激动、过度脑力与体力劳动或其他因素引起血压剧烈升高，导致已病变的脑血管破裂出血，其中豆纹动脉破裂最为多见，其他依次为丘脑穿通动脉、丘脑膝状动脉和脉络丛后内动脉等。有时血肿扩大可破入脑室内，但一般不会穿破大脑皮层引起蛛网膜下腔出血。病理方面，血肿造成周围脑组织受压、缺血、脑梗死、坏死、同时伴以严重脑水肿，易由此发生急剧的颅内压增高与脑疝。

二、临床表现

临床特点为突然出现剧烈头痛，并且多伴有躁动、嗜睡或昏迷。血肿对侧出现偏瘫、瞳孔的变化，早期两侧瞳孔缩小，当血肿扩大，脑水肿加重，遂出现颅内压增高，引起血肿侧瞳孔散大，对光反应消失等脑疝危象，出现呼吸障碍，脉搏减慢，血压升高。随后即转为中枢性衰竭。出血前多无预兆，50%的患者出现头痛并很剧烈，常见呕吐、出血后血压明显升高。临床症状常在数分钟至数小时达到高峰，临床症状体征因出血部位及出血量不同而异，基底节、丘脑与内囊出血引起轻偏瘫是常见的早期症状；约10%的病例出现痫性发作，常为局灶性；重症者迅速转入意识模糊或昏迷。

三、治疗

目前对高血压脑出血的外科治疗尚有争议，应根据患者的全身情况，血肿的部位、大小及病情的演变等进行具体分析。

（一）非手术治疗

包括绝对卧床、镇静与稳定血压，应用脱水药、止血药，保持水、电解质平衡，支持疗法，并注意保持呼吸道通畅。昏迷患者应细致护理，及时防治肺炎、胃出血等并发症，术后仍需内科方面的治疗。

（二）手术治疗

血肿较大时，内囊区血肿体积达到20ml以上，及时开颅手术或行脑立体定向手术清除血肿，常有助于解除脑受压，促进恢复。脑立体定向血肿吸除术定位精确，手术损伤小，尤其适应于脑深部或重要功能区的血肿清除。起病特急，短时间内病情即趋恶化，患者已呈昏迷、去脑强直状态者，手术治疗有时也难以取得效果。

手术方法：

（1）开颅清除血肿：创伤较大，但血肿清除较彻底。

（2）穿刺吸除血肿：创伤小，操作简便，但血肿清除不彻底。

（3）神经内镜清除血肿：由于其具有微创特点，应用范围日益扩大。高血压脑出血无论脑室或脑实质内出血均可采用，除可满意清除出血，还可通过电凝或激光止血。

（4）脑室穿刺外引流：适应证主要是针对脑室内出血。当中线结构（如脑桥、小脑蚓部）出血影响脑脊液循环，出现脑积水时，外引流也可用来缓解颅压，作为对出血的一种姑息疗法。脑室外引流穿刺部位多选在一侧或双侧额角，对出血病例可合并应用纤溶剂；行双侧引流时还可进行冲洗。

四、护理

（一）非手术患者护理

1.入院护理

接住院处或急诊室通知，根据病情准备各种所需物品，危重患者应做好急救准备工作。

2.卧床休息保持安静

为了使脑出血的患者保持情绪稳定，应保持病室的安静，集中治疗护理的时间，让其卧床休息，减少不必要的活动。保证患者充足的睡眠，减少不必要的探视和不良刺激，一方面有利于血压的稳定防止再出血；另外，也可以降低脑的代谢和脑需氧量，减少机体的耗氧。

3.卧位

抬高床头15°~30°，有利于颅内静脉回流，改善脑供血，缓解脑水肿、脑缺氧，从而降低颅内压。休克患者取中凹位（下肢和躯干各抬高20°~30°）或平卧位，以利于回心血量增加，改善脑血流。昏迷伴呕吐者宜取侧卧位或侧俯卧位，以利呼吸道分泌物排出，防误吸。

（二）病情观察

1.意识

意识是大脑皮质和脑干网状结构功能的反映，脑出血患者随症状增加或减轻，会引起意识的改变。在观察意识的同时必须先清楚地知道意识的分类及相关的概念，一般将意识分为：

（1）清醒：是指对外界刺激反应正常，各种生理反射存在，能正确回答问题。

（2）嗜睡：是指在足够的睡眠时间以外，仍处于昏睡状态，对周围事物淡漠，对环境识别能力较差，各种生理反射存在，但较迟钝，对物理刺激有反应，唤醒后可以正确回答问题，但合作欠佳。

（3）朦胧：是指患者轻度意识障碍，定向力降低，对外界刺激反应迟钝。瞳孔角膜及吞咽反射存在，轻度烦躁，呼之能应，不能正确回答问题。

（4）昏迷：是指患者意识完全丧失，运动、感觉和反射障碍，不能被任何刺激唤醒，昏迷分为3度：轻度、中度、重度。轻度昏迷：意识迟钝，反复呼唤偶尔能应，但不能正确回答问题，对强烈疼痛刺激有逃避动作，深浅反射存在。中度昏迷：意识丧失，常有躁动，强烈疼痛刺激反应迟钝，浅反射消失，深反射减退或消失，角膜和吞咽反射尚存。重度昏迷：对外界一切刺激均无反应。在观察中发现：由昏迷状态转入躁动，如抓伤口、拔导尿管等动作，能遵医嘱举手、睁眼等，均表示病情在好转，反之说明病情在加重。按Glasgow昏迷计分法，从睁眼、言语、运动等三方面反应来判断意识状态。总分15分，最低3分，凡总分48分者，即为昏迷。14～12分为轻度昏迷，11～9分为中度昏迷，8～4分为重度昏迷，且预后极差，3分以下罕有生存者。

2.瞳孔

观察双侧瞳孔的对光反射，瞳孔的大小、对称性、等圆情况。正常的观察瞳孔的方法为，将手电光源照在眉心，迅速移向瞳孔，并迅速移开，然后用同样的方法照射对侧。一侧瞳孔散大，对光反应迟钝或消失，对侧肢体瘫痪、意识障碍，提示脑受压或脑疝早期。双侧瞳孔大小多变、不等圆、对光反应差伴病理性呼吸，多为脑干受损。双侧瞳孔散大，对光反应消失伴病理呼吸或脑强直时，即为脑疝晚期或脑干缺氧表现，病情十分危急，应立即报告医生。瞳孔改变对判断病情及时发现颅内压增高危象出现小脑膜切迹是非常重要的。

3.生命体征的观察

包括体温、脉搏、呼吸、血压。生命体征的变化可以反映患者病情的变化。

（1）体温：观察体温高低及热型，常见的为中枢性高热，体温常突然升高达40℃，甚至42℃，且无炎症及中毒表现，全身皮肤发烫而无汗，使用解热剂无效，常为丘脑下部及中脑的病变，不规则热，体温正常后又突然升高，且体温变化不规则，持续时间不定，常为颅内或伤口感染。如体温降低，四肢厥冷，说明有休克的可能或丘脑下部严重受损。

（2）脉搏：观察频率、节律和强弱。伤后脉搏缓慢而有力，提示颅内压增高，应警惕颅内血肿或脑疝早期。脉搏增快、心跳减慢，提示脑干功能衰竭。

（3）呼吸：观察呼吸频率、节律、幅度、方式。呼吸增快预示有感染或缺氧，脑疝早期呼吸浅而慢，中期呼吸减慢，出现不规则或叹息样呼吸说明病情加重。颅内压继续增高、脑疝晚期时，可使呼吸突然停止，故应密切观察。

（4）血压：密切观察血压的情况，血压持续升高显示有再次出血的可能。脑疝初期、中期血压短暂升高，而到了晚期可因生命中枢衰竭而血压下降。另外，在对生命体征观察及测量时特别要注意测定的次序，应先测呼吸，后测脉率，最后测血压，目的是避免因刺激引起躁动而影响测定数据的正确性，进而影响病情的观察。对危重患者根据病情监测心电图、呼吸、血压、体温，发现异常应立即报告医生。

4.头痛、呕吐、视力障碍

为颅内压增高常见的3项重要症状，当患者头痛加剧并伴有躁动时，常由于颅内压增高，要提高警惕，密切观察瞳孔，防止脑疝发生。

5.肢体活动情况的观察

观察肢体活动障碍的时间、部位，是反复发作还是进行性的。如果是进行性的瘫痪加重说明病情也在加重。如发现一侧肢体活动障碍时，往往表示颅内占位病变增大或小脑膜切迹疝的一个症状。

（三）保持呼吸道通畅

对意识不清的患者，采侧卧位及头部抬高的姿势，及时去除口腔及呼吸道的分泌物、呕吐物等，分泌物多时及时吸痰。舌后坠患者应放置通气管，并将头部轻度过伸位，以改善呼吸道通气情况。翻身、拍背每2小时一次，雾化吸入每4小时一次，以利于痰液排出。若患者呼吸困难，则呼吸机协助使用，按使用呼吸机护理常规。气管切开者，按气管切开护理常规。对严重颅内压增高者，吸痰时更应注意，勿使呛咳过剧而增加颅内压力。若患者意识清醒，鼓励深呼吸与咳嗽。

（四）高热护理

腋温超过38.5℃时，按高热护理常规。

（五）严格做好基础护理，防止各种并发症

1.口腔护理

对神志清楚、生活不能自理者要协助其漱口及刷牙保持口腔清洁干燥。昏迷患者经常张口呼吸，口腔内黏膜干燥，与口腔内的分泌物、痰液结成痰痂，一方面会阻塞呼吸道，另一方面有利于细菌生长，而引起口腔内的炎症。同时细菌也可随唾液进入气管、肺引起肺部感染，认真做好口腔护理是防止并发症发生的关键。做口腔护理前需观察口腔内有无真菌的生长，有无溃疡。有真菌生长时可用2%碳酸氢钠漱口或用制霉菌素。对长期使用

抗生素患者要观察口腔黏膜上有无真菌斑，并及时通知医生。口腔护理的次数为每日2次，若口腔分泌物多，口腔有异味者3～4次/日。操作时要做到干净。对张口呼吸者，可用生理盐水纱布盖住嘴巴，防止口腔内干燥。口唇干裂者可用液状石腊进行保护。

2.角膜护理

对昏迷患者应做好角膜护理，可涂抗生素眼膏或凡士林纱布盖于眼上，每日定时以抗生素眼液滴眼。

3.泌尿系护理

有尿潴留或尿失禁者，可给予留置导尿，妥善固定导尿管，保持导尿管的通畅，防止扭曲受压。尿袋勿高于膀胱的位置，以防止尿液反流造成感染。保持会阴部的清洁，用0.5％碘伏擦洗会阴每日2次，每日更换引流袋，注意无菌操作。正确记录及观察尿液的色、质、量，观察有无絮状物或浑浊，必要时可用0.02％呋喃西林进行膀胱冲洗，每日1～2次。每周更换导尿管，更换时注意无菌操作。对长期留置导尿管者拔管前要注意锻炼膀胱的功能，可采用夹管定时排尿，一般4小时放一次，补液者可酌情缩短时间，待患者有排尿感后方能拔管。尿失禁男患者也可用尿壶或用阴茎套，套口剪一孔下接皮管，尿液由皮管流入盛尿袋内，此法须经常清洗阴茎及套，保持干燥，否则容易引起阴茎溃疡。女患者可用尿布。

4.皮肤护理

每日做好晨晚间护理，昏迷、瘫痪患者皮肤护理很重要，最易发生的是褥疮，做好皮肤的护理预防褥疮是关系到患者恢复健康及延续生命的重要一环。要每2小时翻身1次，用气垫床者可延长至每4小时1次，翻身时动作要轻，凡骨突部位可分别使用气圈或棉圈以防止受压，一般臀部置气圈，气圈内灌2/3气，气圈外用套圈袋，不使气圈直接接触皮肤。要保持患者皮肤清洁、干燥，每周擦澡1～2次，对大小便失禁的患者要注意及时更换尿湿的衣服被褥，要注意常用温水擦洗受浸渍部位，同时用50％的乙醇按摩受压部位，并用扑粉均匀地扑于易潮湿受压部位。保持床单平整、干燥，使用的便盆不要有破口处，为了做好预防工作，护理人员必须经常检查并严格执行床头交接班制度，以便及时发现有无红肿破皮等，一旦发生褥疮就要及时治疗。昏迷、瘫痪患者肢体有感觉障碍，故不宜用热水袋，否则容易引起烫伤，洗手洗脚时要注意水的温度不宜过高，因同样的水温对健侧可安然无恙，而对患侧可能引起烫伤。

5.肠道护理

高血压脑出血患者一旦排便用力，会引起再次脑出血。昏迷、瘫痪患者由于长期卧床，肠蠕动差，再加上腹肌无力，排便困难以致大便干燥、秘结，因此需保持大便通畅。必须保证1～3天大便1次，首先可用润肠药物，如液状石腊、双醋酚酊、中药麻仁滋脾丸等。每晚少量用药，若用药量较大可引起腹泻，如服药无效可以用甘油栓由肛门塞入。必要时可戴橡皮手套后用手指将大便掏出。可进食者可多给予含纤维的蔬菜食物。

（六）控制血压

血压高者可给予降压药物治疗，并密切观察血压的变化，控制血压在正常范围。

（七）饮食护理

脑出血的患者由于颅内压增高，常常会有恶心、呕吐现象。因此在入院后给以禁食，待症状停止后根据病情给予合理的饮食，在禁食期间要做好口腔护理。神智清楚、吞咽正常者，可给予高蛋白、高热量、高维生素易消化的饮食；对神志不清、吞咽困难者，可给予混合奶鼻饲或静脉输液补充营养。注意维持水、电解质的平衡。

（八）预防意外损伤

患者意识障碍出现烦躁不安时，加用床栏或保护带，以防坠床。必要时要专人守护，酌情给予镇静剂。正确使用保护带，松紧要适宜，过松起不到效果，过紧以免引起皮肤坏死，要定时观察四肢皮肤及血供的情况，牙关紧闭、抽搐者，应用压垫于上下磨牙之间，以防舌咬伤，有活动假牙应取下，以防误入气管。经常修剪指甲以免抓伤皮肤，室内光线宜暗，动作宜轻，避免外界刺激。

（九）心理护理

对患者及家属进行安慰和鼓励，以增加其战胜疾病的信心。及时与他们沟通，告知病情、治疗、护理的进展，帮助并教会患者及家属各项康复的方法，提高患者的自理能力和生存质量。

二、手术患者护理

（一）手术前护理

高血压脑出血的患者非手术治疗期间出血不能控制或急诊患者符合手术指征，须进行手术治疗。在做好非手术患者护理的同时，均需及时做好术前准备。

（1）按医嘱做常规检查肝、肾功能，血常规，尿常规，凝血全套，配血，备血，普鲁卡因、青霉素皮试。

（2）术前开颅手术常规准备，根据患者出血的部位给予皮肤准备并仔细检查手术野有无感染及破损。脑疝患者给予20%甘露醇等脱水剂快速静脉滴入。

（3）急性期勿搬动患者，躁动患者注意约束，防止坠床。

（4）有颅内高压者切忌灌肠，大便干燥给予泻药或开塞露或低压灌肠等。

（5）给予心理安慰，向患者及家属做好解释工作，消除顾虑，增加信心，主动配合。

（6）准备好进手术室的药物、血单及CT片等。若为亚急性期手术患者：术前1天剃头，手术前12小时禁食，手术日晨按医嘱给药。术前晚注意患者情绪，病情允许的情况下可给予服用适量的安眠药。

（二）手术后护理

1.安置合适的体位

麻醉未完全清醒前或病情危重处于昏迷状态时，头应偏向健侧，防止舌后坠，有利于呼吸，也可预防呕吐物误入气管，造成窒息和吸入性肺炎。麻醉清醒后或意识清醒者，血压正常可取头高位，保持头部与躯体在同一轴线上，床头抬高15°～30°，有利于颅内静脉回流，改善脑供血，缓解脑水肿、脑缺氧，从而降低颅内压。

2.观察生命体征的变化，并详细记录

特别要注意血压的变化，血压过度升高者，血压超过21/13kPa（160/100mmHg）应给予降压处理，可用药物进行降压，切忌血压突然下降，一般维持在20/10.6kPa（150/80mmHg）。使用静脉给药降压时，根据血压的情况随时调节补液的滴数。血压下降应注意补充液体入量，注意有无心脏合并症及消化道出血等。对烦躁不安者为了更好地控制血压，可适当使用镇静剂，防止血压过度升高而造成再出血。

3.监测心、肾功能

高血压动脉硬化症者常累及心脏和肾脏，手术前后需监测心、肾功能，以便及时治疗和处理。

4.观察患者的意识和瞳孔的变化

术后患者的意识及瞳孔应逐渐好转，若再次出现意识障碍及瞳孔的散大，提示有再次出血及脑疝的可能。

5.呼吸道护理

注意保持患者呼吸道通畅，对气管插管未拔的患者，给予雾化吸入，每2小时1次，并及时清除呼吸道的分泌物。密切观察有无呼吸困难、发绀加重、烦躁不安、意识障碍等呼吸道阻塞的情况，呕吐时将头转向一侧以免误吸。呼吸困难者给予氧气吸入（氧流量为2L/min，浓度为30％左右），以提高动脉血氧饱和度，改善脑的氧代谢，减轻脑水肿。待患者麻醉完全清醒，准备拔除气管插管时，应先雾化吸入，吸痰后再将气管插管拔除。其余护理同非手术患者的呼吸道护理。

6.导管护理

（1）鼻饲的护理：术后3天给予鼻饲饮食，以补充营养。鼻饲饮食根据患者的不同情况而配制。鼻饲前要做好准备工作，抬高床头30度给患者翻身拍背、吸痰。鼻饲前应先检查胃管是否在胃管内，用注射器回抽胃液，同时观察胃液的颜色，以观察有无胃出血。每次鼻饲量不得超过200毫升，间隔时间2～4小时，温度适宜38～42℃。注射速度不宜过快，在鼻饲过程中出现呕吐现象需停止鼻饲。鼻饲后1小时不得翻动患者，以免引起呕吐。鼻饲管每月更换一次，鼻饲用的注射器每天更换一次，每次用后需清洗干净，以免引起腹泻。

（2）留置导尿管护理：同非手术患者的泌尿道护理。

（3）脑室引流管护理：脑室引流者将引流袋妥善固定在床头，高度以高于床头15～20厘米为宜，一般放置高度应低于脑脊液初压水平，以维持正常颅内压，过高达不到减压目的，过低则脑脊液流出过快，导致低颅压性头痛、呕吐。注意引流液的速度，禁忌流速过快突然降压，有发生脑出血或脑疝的危险，可适当将引流袋挂高。密切观察脑脊液的颜色与性状，正常为无色透明、无沉淀，术后1～2天可略带血性，以后转为橙黄色。若颜色逐渐加深，提示有脑室出血，浑浊有感染可能。保持穿刺部位的清洁与干燥，保持引流系统的无菌和密闭，严防脑脊液倒流。保持病室的清洁，搬动患者也应暂时夹闭引流管，保持引流袋的通畅，切忌扭曲、受压。若有梗阻或不畅时需立即查明原因，不可随意逆行挤压或用生理盐水向颅内冲洗。正确记录24小时脑脊液量，一般每日400～500毫升。每日更换引流袋时注意无菌操作，更换前先夹闭引流袋，防止脑脊液反流入脑室，引起逆行感染。更换引流袋或调节引流袋高度时，应避免引流袋大幅度升降，以防引起颅内压的较大波动。对躁动不安者要特别注意防止引流管与引流袋的脱落，必要时可用约束带固定四肢，各引流接管应稍长，以利患者的头部活动，切勿将引流管固定于床上，以免头部转动时将引流管拔出，一旦拔出，切不可将其插回脑室内，应立即用无菌敷料覆盖创口，并协助医生处理，若为连接口处脱开，应及时夹闭引流管，在无菌操作下迅速更换一套，引流管一般5～7天拔除，拔管前的1～2天应夹管并观察有无头痛、颅内压增高的症状。拔管后取头高位，伤口应妥善包扎并观察有无脑脊液漏发生。

7.加强营养的护理

高血压脑出血的患者手术时间较长，机体组织创伤大，能量消耗多，故应通过各种途径及时补充营养，促进伤口愈合和康复，提高机体抵抗力，预防感染和并发症的发生。患者神志清楚、病情稳定、无吞咽困难、呛咳等症状，可先给予流质饮食，并采取少食多餐的方法，以后逐渐改为半流质、软饭，饮食以高蛋白、高维生素、低糖易消化的食物为主。不能进食或进食量少不能满足机体需要时应给予鼻饲饮食维持营养，开始先喂米汤，以后改为脑外伤流质，适当添加果汁、鱼汤等。尽量达到高热量、高维生素、高蛋白的要求。

8.加强各项基础护理，防止并发症的发生同非手术患者的护理。

9.预防意外损伤同非手术患者的护理

10.术后发症的预防

（1）颅内出血：密切观察意识、瞳孔生命体征的变化，有异常及时与医生联系。术后清醒患者注意不要用力排便或用力咳嗽，避免过度活动和情绪激动，以免术后发生颅内继发出血。

（2）脑水肿：术后控制补液的摄入量，合理安排补液及正确调节补液速度，根据液体总量均匀输入。正确使用脱水剂，一般为20%甘露醇，需在30分钟内滴完，切忌有外渗，使用前注意有无结晶，使用后注意尿量的变化。

（3）中枢性高热：可用冰袋、乙醇擦浴、冰毯机进行物理降温，必要时给予冬眠低温疗法。密切观察体温变化，体温超过39℃时每4小时测量一次，39℃以下，每日测量4次，直到体温恢复正常。出现抽搐时及时处理。在患者大量出汗、退热时，密切观察有无虚脱现象。鼓励多饮水、多吃水果，加强口腔护理，保持皮肤清洁干燥。

（4）切口及颅内感染：保持切口处敷料的清洁干燥，若有渗出及时更换，勿让患者用手触摸伤口。换药及进行各项操作时均要无菌，避免引起不必要的感染。

11.预防畸形

合适的功能位是预防患肢畸形、挛缩、足下垂等并发症的重要因素，也是为以后肢体功能锻炼创造一个良好的条件。瘫痪的下肢可用L型脚架或固定胶板，使保持背屈位，防止足下垂。为了避免被子对脚背的压力，床尾可放护架或把被子搭在床尾板上以减少造成足下垂的因素。瘫痪的上肢可用一枕头使其保持外展，抬高上肢防止水肿。手中握一软球，以防止手指挛缩。

第四节　神经性吞咽障碍

一、概述

任何影响脑干吞咽中枢或调整吞咽过程的神经系统疾病均可引起吞咽障碍。做好吞咽障碍的早期评价和治疗，可缩短病死率、缩短平均住院时间、改善预后。

（一）脑卒中

脑卒中是导致吞咽困难的常见疾病之一，脑卒中患者的吞咽障碍发生率为25%~50%。大范围的大脑半球卒中和脑干卒中因阻断与自主性皮质吞咽控制中心（在额下区）与球核（在下脑干）连接的同侧的皮质球路径，故常发生口咽性吞咽障碍。脑干卒中因累及其附近控制吞咽的脑干束、核和延髓内的吞咽中心，常可导致口和咽的吞咽障碍。卒中导致的吞咽困难的特点是：不能将食物安全地从口送入胃内而没有误吸的过程，其中也包括如咀嚼，舌的运动障碍等。咽阶段是产生误吸的关键阶段。

（二）脑瘫

脑瘫常导致运动功能异常，吞咽障碍为脑瘫的常见表现。

（三）帕金森病

帕金森发病机制与脑内的神经传递物质（多巴胺和乙酰胆碱）平衡失调有关。病变最常发生的部位是脑干和皮质下区的多处部位。帕金森病易伴发口咽和食管的吞咽障碍。

（四）阿尔兹海默病和其他痴呆性疾病

阿尔兹海默病又称老年前期痴呆，对感觉运动神经的功能，包括口咽部的吞咽功能并无明显影响。但在疾病发展至晚期时，患者出现重度感觉认知障碍，并丧失独立进食的能力时，即出现吞咽障碍。

（五）运动神经元病

当病变累及桥脑和延髓内的下运动神经元时，可致延髓性综合征，表现为吞咽障碍。

（六）格林-巴利综合征

格林-巴利综合征、中枢或周围神经的脱髓鞘疾病，可致全身无力、感觉减退，常伴发吞咽障碍。

三、临床表现

（1）常见表现：咀嚼困难、吞咽起始困难、鼻腔漏溢、流涎、唾液下咽困难，吞咽时呛咳或噎呛、咽喉梗死等。

（2）并发症表现：脱水、营养不良、喉痉挛、支气管痉挛、吸入性肺炎、窒息等。

（3）累及食管时，可有胸部不适感、胸部食物梗阻、恶心、呕吐；咽喉部的疼痛、不适感。

四、诊断

（1）神经病史及临床表现。

（2）辅助检查：神经病学检查，血液检查，血化学分析，肌酸激酶，维生素 B_{12}，甲状腺扫描，抗乙酰胆碱抗体，梅毒血清试验，Lyme病抗体增强法脑MRI扫描，肌电图，神经传导检查，重复性神经刺激检查，肌肉活检，颅底CT扫描，脑脊液检查。

五、评价

吞咽障碍的评价包括：床旁评价（临床评价）、仪器评价、量表评价。

（一）床旁评价

（1）病史及主诉。

（2）意识、姿势、认知状态、合作能力。

（3）口面检查，评估面、唇、舌、软腭、喉、咽的结构、功能、感觉及反射。

（4）记录直接进食不同黏度食物的实验结果及看到的口、咽阶段的特征。

（5）实验性吞咽：1分钟内至少吞咽3次液体及食物，从凉白水开始；从容易吞咽的食物开始；观察有无吞咽困难的表现。

（二）仪器评价

（1）视频放射学技术：电视透视检查；压力X线摄影术；电影透视检查；闪烁显像食团分析法。

（2）纤维内镜：纤维内镜评估吞咽法（FEES）；电视内镜吞咽困难评估法（VEED）；压力计。

（3）电生理检查。

（4）其他。

（三）常用的评定量表

有吞咽困难评价标准，洼田吞咽能力评定法，吞咽障碍程度分级，脑卒中患者神经功能缺损程度评分标准中的吞咽困难亚量表等。

1.临床常用吞咽功能分级标准

见表5-1。

表5-1 吞咽功能分级标准

1级：唾液误咽	连唾液都产生误咽，有必要进行持续的静脉营养，由于误咽难以保证患者的生命稳定性，并发症的发生率很高，不能试行直接训练
2级：食物误咽	有误咽，改变食物的形态没有效果，水和营养基本上由静脉供给，长期管理应积极进行胃造瘘，因单纯的静脉营养就可以保证患者的生命稳定性，这种情况间接训练任何时间都可以进行，但直接训练要在专门设施下进行
3级：水的误咽	有水的误咽，使用误咽防止法也不能控制，改变食物形态有一定的效果，吃饭只能吃咽下的食物，但摄取的能量不充分。多数情况下需要静脉营养，全身长期的营养管理需要考虑胃造瘘，如果能;取适当的摄食咽下方法，同样可以保证水分和营养的供应，还有可能进行直接咽下训练
4级：机会误咽	用一般的方法摄食吞咽有误咽，但经过调整姿势或一口量的调整和咽下代偿后可充分防止误咽。包括咽下造影没有误咽，仅有多量的咽部残留，水和营养主要经口摄取，有时吃饭需要选择调整食物，有时需要间歇性地补给静脉营养，如果用这种方法可以保持患者的营养供给就需要积极地进行咽下训练
5级：口腔问题	主要是吞咽口腔期的中度或重度障碍，需要改善咀嚼的形态，吃饭的时间延长，口腔内残留食物增多，摄食吞咽时需要他人的提示或监视，没有误咽。这种程度是吞咽训练的适应证
6级：轻度问题	摄食咽下有轻度问题，摄食时有必要改变食物的形态，如因咀嚼不充分需要吃软食，但是口腔残留的很少，不误咽
7级：正常范围	摄食咽下没有困难，没有康复医学治疗的必要

2.洼田饮水试验

见表5-2，患者端坐，喝下30ml温开水，观察所需时间和呛咳情况。

表5-2 洼田饮水试验

1级（优）	能顺利地1次将水咽下
2级（良）	分2次以上，能不呛咳地咽下
3级（中）	能1次咽下，但有呛咳

4级（可）	分2次以上咽下，但有呛咳
5级（差）	频繁呛咳，不能全部咽下

正常：1级，5秒之内；可疑：1级，5秒以上或2级；异常：3~5级。日本学者洼田俊夫提出的，分级明确清楚，操作简单，利于选择有治疗适应证的患者。但是该检查根据患者主观感觉，与临床和实验室检查结果不一致的很多，并要求患者意识清楚并能按照指令完成试验。

3.洼田吞咽能力评定法

见表5-3。

表5-3　洼田吞咽能力评定法

1级	任何条件下均有吞咽困难和不能吞咽
2级	3个条件均具备则误吸减少
3级	具备2个条件则误吸减少
4级	如选择适当食物，则基本上无误吸
5级	如注意进食方法和时间基本上无误吸
6级	吞咽正常

该表提出3种能减少误吸的条件，根据患者需要条件的多少及种类逐步分类，分为1~6级，级别越高吞咽障碍越轻，6级为正常。评定条件：帮助的人，食物种类，进食方法和时间。

4.脑卒中患者神经功能缺损程度评分标准中的吞咽困难亚量表

见表5-4。

表5-4　"脑卒中患者神经功能缺损程度评分标准中的吞咽困难亚量表

0分	没有异常
1分	有一定困难，吃饭或喝水缓慢，喝水时停顿比通常次数多
2分	进食明显缓慢，避免一些食物或流食
3分	仅能吞咽一种特殊的饮食，如单一的或嚼碎的食物
4分	不能吞咽，必须用鼻饲管

六、治疗原则

（1）治疗导致吞咽障碍的原发神经性疾病。

（2）治疗伴发的食管病变和其他结构性病变。

（3）外科治疗。

（4）避免使用与口咽部吞咽障碍有关的药物。

（5）保证患者进食的安全性和健康维持营养的需要。如不能达到此标准，应考虑胃肠外管道喂饲或胃造瘘术。

七、护理

（一）主要护理问题

（1）营养失调—低于机体需要量：与吞咽困难，进食少或未进食有关。

（2）有误吸危险：与吞咽时呛咳或噎呛，喉痉挛有关。

（3）有体液不足的危险；与入量少或呕吐致脱水有关。

（二）护理目标

（1）患者生命体征平稳，无失水、电解质紊乱和酸碱失衡。

（2）能保证机体所需热量、水分、电解质的摄入。

（3）无误吸及窒息发生，无吸入性肺炎发生。

（4）患者营养状况良好。

（三）护理措施

1.经口进食护理

使用吞咽功能分级标准得出的4~7级吞咽功能患者可以经口进食。注意在进食时保持环境安静，不做任何治疗或交谈，避免分散患者的注意力而引起呛咳。在每次进食完成后饮水20~50ml，以达到冲洗口腔的目的（见表5-5）。

表5-5经口进食护理

进食时的体位	能做起的患者取坐位，颈部微前屈。头部前屈以减少食物反流和误吸，不能坐起者取半卧位
食物的形态	①根据吞咽障碍的程度选择食物的不同形状，如糜烂状、糊状、碎状食物以及普通食物 ②同时要注意食物的色、香、味、温度要适宜
一口量	①正常成年人为不超过20ml ②摄食训练时先以少量食物送进口腔深处，用汤勺将食物送至舌根处，以利于患者吞咽 ③口腔内无残留食物后再送入食物

2.鼻饲

使用吞咽功能分级标准得出的1~3级吞咽功能患者，为了维持此类患者的基本营养需要，必须要采取鼻饲方法。发病后48h内安置胃管。

（1）胃管常规护理。

（2）喂养模式（表5-6）。

表5-6喂养模式

给药样喂养	每日分数次，定时用注射器推注200~250ml。由少量（100ml）开始
间歇喂养	在1小时左右的时间将一瓶（500ml）营养液给患者输注，每天4次，可按平常的用餐时间进行
持续喂养	匀速滴注。开始时滴注速度较慢，40~60ml/h，6小时后，检查患者的耐受性。如患者无不适，可每12 ~ 24小时增加250ml，最大速度为100~125ml/L

3.康复护理

包括间接方法，直接方法，补偿性策略。

（1）间接方法

①吞咽肌训练：面颊、唇等吞咽肌的功能训练；舌肌训练；咽收缩练习；喉内收训练（声带闭合训练）、屏气-发声训练；喉上抬训练、Mendelsohn方法、声门上吞咽。经皮电刺激（ES）；生物反馈方法。

②喉上提训练：可改善喉入口闭合能力，扩大咽部空间，增加食管上括约肌开放的被动牵引力。患者头前伸，使颏下肌伸展2~3秒，然后在颏下施加阻力，嘱患者低头，抬高舌背，即舌向上吸抵硬腭或做辅音g、k、ch的发音训练或嘱患者发"哦—啊""咿—哦"的音，通过音调变化使喉部主动运动；或患者坐位，治疗人员通过拇指和食指适当用力，引导患者的喉头部向上前方的运动，完成后嘱患者做咽下动作。

（2）直接方法（表5-7）。

表5-7 直接方法

进食体位	躯干与地面成45°或以上30°半坐位健侧卧位
进食器具	勺子、吸管、杯子
食物形态	先易后难 容易吞咽的食物特征（密度均一、有适当黏性、不易松散、通过咽及食管时容易变形、不在黏膜上残留、果冻、布丁、蛋羹、豆腐和罐头桃） 稠的食物较为安全
帮助饮食	食物应从鼻中线上提供，以便患者能嗅、看到匙入口后，坚定地在舌前三分之一向下后压，并倾出食物，然后迅速撤出立即闭合其唇和下颌，使头轻屈，以利吞咽原则上食团入口位置应利于舌的感觉与传送只要有可能就让患者自己进食
吞咽策略	门德尔松法 声门上吞咽 诱发吞咽反射的手法： ①用手指沿甲状软骨到下颌上下摩擦皮肤，通过吞咽肌群的感觉，诱发吞咽反射 ②冷刺激 ③用勺子挤压舌体 ④吸气闭口-吐气发音（爆破状） ⑤增加食物黏度 ⑥酸性食物

（3）补偿性策略（表5-8）。

表5-8 补偿性策略

空吞咽	①每次吞咽之后反复做几次空吞咽 ②防止食物在咽部聚集发生误吸
交互吞咽	每次进食吞咽后饮少量的水，既有利于刺激诱发吞咽反射，又能除去咽部残留食物
点头样吞咽	①会厌谷是容易存留食物的部位 ②颈部先后屈，会厌谷变得狭小，残留食物可被挤出 ③继之颈部尽量前屈，形似点头，同时坐空吞咽动作，就可以除去残留食物

心理护理结合不同程度其他神经系统症状，患者易产生紧张、焦虑等不良情绪，让患者知道经过治疗及康复训练后，各种障碍会得到最大程度的改善，增强患者的信心，取得其合作。吞咽障碍者的治疗及康复是综合性的，需要患者、家属、护士、医生、治疗师、营养师的多方配合和共同努力才能取得满意的疗效。

第五节　阿尔茨海默病和其他脑病所致精神障碍

脑器质性精神障碍是指脑部有组织形态学改变所致的精神障碍。各种脑器质性精神障碍的病因尽管不同，但大多数患者可具有共同的临床特征。许多脑部疾病可出现精神障碍，在这里仅介绍几种常见的疾病。

一、阿尔茨海默病

阿尔茨海默病（AD）是一组病因未明的原发性退行性脑变性疾病。多起病于老年期，潜隐起病，病程缓慢且不可逆，临床上以智能损害为主。病理改变主要为皮质弥漫性萎缩，沟回增宽，脑室扩大，神经元大量减少，并可见老年斑（SP），神经元纤维缠结（NFT）等病变，脑组织中的乙酰胆碱（Ach）含量减少，胆碱乙酰转移酶（ChAT）的活性显著降低。起病在65岁以前者旧称老年前期痴呆，或早老性痴呆，多有同病家族史，病情发展较快，颞叶及顶叶病变较显著，常有失语和失用。随着我国老年化进程的日益加速，AD带来的经济和社会负担日益显现，因而越来越受到政府和民众的重视。

阿尔茨海默病是痴呆中最常见的类型，占痴呆总数的60%～70%。女性患病率高于男性。大多数AD是不可逆的退行性病变，呈渐进性，最终导致死亡。但如果得到及时有效的治疗和护理，15%的患者可以康复。

（一）病因与发病机制

1.遗传学

家系研究显示AD与一级和二级亲属的痴呆家族史有关：

（1）阿尔茨海默病的一级亲属10%有痴呆危险性。

（2）90岁时，一级亲属23%有痴呆危险性，比普通人群高4.3倍，并认为是常染色体显性基因遗传，估计外显率为50%。

（3）父母一方为阿尔茨海默病，患者在70岁以前发病，其同胞到85岁时患病危险性危险性为50%。

2.社会心理因素

病前性格孤僻，兴趣狭窄，重大不良生活事件与AD的发病相关。有研究发现晚发AD的相关危险因素是营养不良、噪音；早发AD相关的危险因素是精神崩溃和躯体活动过少。

3.AD的神经病理

脑重量常减轻，可有弥漫性萎缩、沟回增宽、脑室扩大，组织病理学除额、颞叶皮层细胞大量死亡脱失外，尚有以下显著特征：细胞外老年斑或轴突斑，细胞内神经元纤维缠结和颗粒空泡变性，称为三联病理改变。AD的神经病理改变，SP和NFT大量出现于大脑皮层中，是诊断AD的两个主要依据。

（1）大脑皮质、海马、某些皮层下核团如杏仁核、前脑基底神经核和丘脑中有大量的SP形成。SP的中心是p淀粉样蛋白（Ap）。正常老人脑内也可出现SP，但数量比AD患者明显为少。

（2）大脑皮质、海马及皮质下神经元存在大量NFT。NFT是由双股螺旋丝构成的。主要成分是高度磷酸化的微管相关蛋白，tau蛋白。在正常成人脑中可以观察到一定比例的高度磷酸化的tail蛋白，但这一比例远低于AD脑组织。

4.神经化学

AD患者脑部乙酰胆碱明显减少，乙酰胆碱酯酶和胆碱乙酰转移酶活性降低，特别是海马和颞叶皮质部位。此外，AD患者脑中亦有其他神经递质的减少，包括去甲肾上腺素、5-羟色胺、谷氨酸等。

（二）临床表现

AD通常起病隐匿，为持续性、进行性病程，无缓解，由发病至死亡平均病程约8～10年，但也有些患者认知功能减退症状病程可持续15年或以上。AD的临床症状分为两方面，即认知功能减退症状和非认知性精神症状。

1.认知功能障碍

常伴有高级皮层功能受损，如失语、失认或失用和非认知性精神症状。

（1）记忆障碍：是AD早期突出症状或核心症状。一般病情在头2～4年进展缓慢。早期主要累及短程记忆，记忆保存和学习新知识困难。表现为忘性大、好忘事、丢三落四，严重时告知某事转身即忘。疾病后期远事记忆也出现明显减退，记不清自己的经历，记不清亲人的姓名和称呼。可出现错构和虚构症。

（2）视空间和定向障碍：是AD早期症状之一，如常在熟悉环境或家中迷失方向，找不到厕所在哪儿，走错自己的卧室，外出找不到回家的路。画图测验不能精确临摹简单立体图，时间定向差，不知道今天是何年何月何日，不知道现在是上午还是下午。

（3）言语障碍：痴呆程度较轻的患者尽管有明显的记忆障碍，但一般性的社会交往性语言能力相对保持。当深入交谈后就会发现患者的语言功能损害，主要表现为语言内容空洞、重复和赘述。此外，痴呆患者通常还有语言理解的困难，包括词汇、语句的理解。

（4）失认与失用症：失认是指感觉功能正常，但不能认识或鉴别物体，如不能识别物体、地点和面容（不能认出镜中的自我）。失用是理解和运动功能正常，但不能执行运动，如先装好烟斗再打火；不能按指令执行可以自发完成的动作，如穿衣将里外、前后、左右顺序穿错，不会系鞋带，进食不会用筷子。

（5）智力障碍：是理解、推理判断、抽象概括和计算等认知功能的全面智力减退。

2.精神行为症状

（1）妄想：痴呆患者由于容易忘记物品的放置位置，因此认为物品被窃；有些患者由于失认而认为自己的家不属于自己，常要求回家，或认为自己的配偶或亲人系别人装扮；少数患者认为配偶不忠。痴呆患者的妄想往往不系统，结构不严密，时有时无。

（2）幻觉：幻听最常见，其次为幻视，多出现在傍晚。应注意的是，幻觉可能为重叠于痴呆的亚急性谵妄状态。

（3）错认：患者往往将照片和镜中人误认为真人并与之对话，仿佛镜中的自我为另一陌生人，或认为室内有他人入侵。

（4）焦虑、恐惧和抑郁：约1/3的痴呆患者伴有抑郁。尽管痴呆患者抑郁症状比较常见，但真正符合抑郁发作标准的患者很少，尤其是中、重度痴呆患者。轻度痴呆时，焦虑比较常见，患者可能担心自己的工作能力和生活能力，还可能担心自己的钱财、生命等。痴呆较重时，情感平淡或淡漠日趋明显。

（5）人格改变：多见与额叶、颞叶受累或以前人格特点有关。表现孤僻、自私、敏感多疑、不负责任、骂人言语粗俗，行为与身份和以前不符合，情绪变化无常，易激惹，有时欣快等。

（6）行为症状：痴呆患者除动作单调、刻板外还有无目的或怪异行为，如藏匿物品、拾破烂、无目的漫游、攻击行为等。行为症状往往随痴呆程度而加重。

（7）其他

①睡眠障碍：约半数患者正常睡眠节律紊乱或颠倒。白天卧床，晚上到处活动，骚扰他人。

②灾难反应：指主观意识自己智力缺损，却极力否认，在应激状态下产生的继发性激越。例如，为掩饰记忆力减退，患者用改变话题、开玩笑等方式转移对方注意力，一旦被人识破或揭穿，或对患者生活模式进行干预，如强迫患者如厕、更衣等不堪忍受而诱发"灾难反应"，即突然而强烈的言语或人身攻击发作。

③日落综合征：其特征为白天烦躁、夜间失眠、定向障碍、激动、猜疑、嗜睡、精神混乱、共济失调或意外摔倒。

④神经系统症状：轻中度患者常没有明显的神经系统体征，少数患者有锥体外系受损的体征。重度晚期患者出现神经系统原始性反射如强握、吸吮反射等。晚期患者最明显的神经系统体征是肌张力增高，四肢屈曲性僵硬，呈去皮层性强直。

（三）临床分级

根据疾病的发展和认知功能缺损的严重程度，可分为轻度、中度和重度。

1.轻度

近记忆障碍常为首发及最明显症状，如经常遗失（失落）物品，忘记重要的约会及已许诺的事，记不住新来同事的姓名，学习新事物困难，看书读报后不能回忆其中的内容。常有时间定向障碍，患者记不清具体的年、月、日。计算能力减退，很难完成简单的计算，如100减7、再减7的连续运算。思维迟缓，思考问题困难，特别是对新的事物表现出茫然难解。早期患者对自己记忆问题有一定的自知力，并力求弥补和掩饰，例如：经常做记录，避免因记忆缺陷对工作和生活带来不良影响，可伴有轻度的焦虑和抑郁。随着记忆力和判断力减退，患者对较复杂的工作不能胜任，例如：妥善的管理钱财和为家人准备膳食，尚能完成已熟悉的日常事务或常务，患者的个人生活基本能自理。

人格改变往往出现在疾病的早期，患者变得缺乏主动性，活动减少、孤独、自私、对周围环境兴趣减少，对周围人较为冷淡，甚至对亲人漠不关心，情绪不稳，易激惹，对新的环境难以适应。

2.中度

到此阶段，患者不能独立生活。表现为日益严重的记忆障碍，用过的物品随手即忘，日常用品丢三落四，甚至遗失贵重物品，刚发生的事情也遗忘。忘记自己的家庭住址及亲友的姓名，但尚能记住自己的名字。有时因记忆减退而出现错构和虚构。远记忆力也受损，不能回忆自己的工作经历，甚至不知道自己的出生年月。除有时间定向障碍外，地点定向也出现障碍，容易迷路走失。甚至不能分辨地点，如学校或医院。言语功能障碍明显，讲话无序，内容空洞，不能列出同类物品的名称。继之，出现命名不能，在命名检测中对少见物品的命名能力丧失，随后对常见物品的命名亦困难。失认以面容认识不能最常见，不认识自己的亲人和朋友，甚至不认识镜子中自己的影像。失用表现为不能正确地以手势表达，无法作出连续的动作，如刷牙动作。患者已不能工作，难以完成家务劳动，甚至洗漱、穿衣等基本的生活料理，也需家人督促或帮助。

患者的精神和行为障碍也比较突出，情绪波动不稳，在医院接受治疗的AD患者中，10%~50%可出现妄想，10%~25%可伴有幻觉。最常见的妄想是被窃妄想，其次是嫉妒妄想。如因找不到自己放置的物品，而怀疑被他人偷窃，或因强烈的嫉妒心而怀疑配偶不贞。幻觉中以视幻觉多见。睡眠障碍，部分患者白天思睡、夜间不宁。行为紊乱，常捡拾破烂、乱拿他人之物；亦可表现为本能活动亢进，当众裸体，有时出现攻击行为。

3.重度

记忆力、思维及其他认知功能皆严重受损。忘记自己的姓名和年龄，不认识亲人。语言表达能力进一步退化，患者只有自发言语，内容单调或反复发出不可理解的声音，最终丧失语言功能。患者活动逐渐减少，并逐渐丧失行走能力，甚至不能站立，最终只能终日卧床，大小便失禁，晚期患者可出现原始反射如强握、吸吮反射等。最为明显的神经系统体征是肌张力增高、肢体屈曲。

病程呈进行性，一般经历8~10年，罕见自发缓解或自愈，最后发展为严重痴呆，常因压疮、骨折、肺炎、营养不良等继发躯体疾病或衰竭而死亡。

（四）诊断要点

AD病因未明，目前诊断首先根据临床表现做出痴呆的诊断，然后对病史、病程的特点、体格检查及神经系统检查、心理测查与辅助检查的资料进行综合分析，排除其他原因引起的痴呆，才能诊断AD。

（五）治疗要点

AD治疗包括药物治疗和非药物治疗。

1.非药物治疗

对轻症患者应加强心理支持与行为指导，鼓励患者参与适当活动；对重症患者应加强生活上的照顾和护理，注意患者的饮食和营养。常用的方法有：回忆疗法、现实定向、记忆训练、认知行为干预、音乐疗法等。

2.药物治疗

治疗认知功能障碍的药物较多，但目前尚无特效药物可逆转认知功能受损或有效阻止病情进展。目前临床疗效比较好的药物包括：

（1）多奈哌齐，用于治疗轻中度AD。

（2）石杉碱-甲，能改善患者的记忆，副作用较少。

（3）重酒石酸卡巴拉汀，用于治疗轻中度AD。

美金刚是低亲和力、非竞争性N-甲基-d-天门冬氨酸（NMDA）受体拮抗剂，也被推荐用于治疗中、重度AD。一般患者不需要服用抗精神病药，如有行为和精神障碍，可给予小剂量抗精神病药物（利培酮或奥氮平），伴有明显焦虑或抑郁的患者，可给予抗焦虑或抗抑郁药，应注意药物的不良反应，症状改善应及时停药。

二、血管性痴呆

血管性痴呆（VD）是指由脑血管病变导致的痴呆。由于梗死灶多发，曾称为多发性梗死型痴呆。本病约占所有痴呆患者的15%，是痴呆的第二大原因，多在中老年起病，男性多于女性。病程多呈阶梯式发展，常可伴有局限性神经系统体征。

（一）病因与发病机制

引起本病的原因是脑动脉硬化，并发生微栓子脱落或缺血，以至引起脑内动脉小分支梗死并造成脑组织器质性病变。病理可见在额叶及白质中心有大小不等的梗死小软化灶，以及软化灶周围发生相应的增生、小囊、疤痕等改变。

（二）临床表现

多在中老年起病，多数患者有高血压及高血脂病史，有的患者可有脑血管意外发作史。早期患者诉说头痛、头晕、失眠或嗜睡、易疲乏、精力不集中，同时患者原有的个性特征也变得更为突出，容易激动或过度敏感。随病情发展逐渐出现近记忆障碍，呈波动性阶梯性恶化，可伴有情绪不稳、一过性轻瘫、失语或视力障碍等。晚期则出现明显痴呆症状，人格发生改变，自控能力丧失，个人生活不能自理，有时难与阿尔茨海默病区别。

急性发病者常在脑血管意外发作后出现，可呈意识模糊状态，伴有行为紊乱及幻觉妄想，发作过后出现人格及智能障碍。病程以跳跃性加剧和不完全性缓解相交替的所谓阶梯进程为特点，可长达数年甚至10年以上。死因以心、肾衰竭为多。

脑电图常明显异常，脑脊液检查可有蛋白质轻度增高，脑血流图检查有血管弹性降低，阻力增大，血流量减少而缓慢，脑CT检查可见低密度区及局限性脑室扩大，脑磁共振成像则可清楚显示腔隙梗死灶。

（三）诊断要点

本病的诊断主要根据有高血压或脑动脉硬化并伴有脑卒中或脑供血不足史，有近事记忆障碍及情绪不稳表现，人格保持相对完整，病程具有阶梯进展的特点，还可伴有局限性神经系统阳性体征。

本病应与其他器质性精神障碍所致的痴呆相鉴别。患者有脑血管病史，智能障碍呈阶梯性、波动性变化，早期人格保持相对完好，以及CT检查示腔隙性梗死等特点可助鉴别。

（四）治疗要点

有高血压及动脉硬化者，可对症处理；同时给予营养和改善脑循环的药物治疗，如脑复康、丹参等；高压氧治疗及紫外光照充氧回血疗法可使部分早期患者获得一定疗效；精神症状较明显时，可合用少量抗精神病药治疗，症状一旦控制，即可停药。

三、颅内感染所致精神障碍

颅内感染所致精神障碍是指由病毒、细菌、螺旋体、真菌、原虫或其他微生物、寄生虫等直接侵犯脑组织引起的精神障碍，如散发性脑炎、麻痹性痴呆等。前者是由病毒直接引起脑组织炎性变化或诱发免疫性脱髓鞘脑炎所致，亦可见流行性感冒、麻疹、风疹等病毒引起。后者则是由梅毒螺旋体侵犯大脑实质引起的慢性脑膜炎所致。

散发性脑炎多数病例在病前1～2周可有呼吸道或胃肠道感染史，早期可出现头痛、呕吐、乏力等症状，随后可有不同程度的意识障碍，少数病例还可出现癔症或精神分裂症样症状。如能及时治疗，患者预后一般较好，但若出现长久昏迷，则预后欠佳，部分患者可出现慢性脑病综合征症状。

麻痹性痴呆精神症状出现于梅毒感染后5～25年，早期主要表现为情绪及人格改变，随之则以痴呆综合征为主要表现，后期可出现共济失调、痉挛性瘫痪、抽搐等。若治疗不当，可因并发症死亡。

四、护理

（一）护理评估

采用交谈、观察、身体检查及查询病历记录、诊断报告等方式，收集患者目前健康状况的主、客观资料。

1.意识方面评估

意识障碍的程度。

2.身体方面评估

患者营养状态、睡眠型态以及排泄情况等。

3.认知方面评估

患者目前精神状况，是否有幻觉、妄想、判断力差以及缺乏对疾病的认识。

4.情绪方面评估

了解患者是否情绪波动大，是否经常出现躁动不安、生气及愤怒。

5.社会方面评估

家庭是否有遗传病史，与家人、朋友的关系，是否能胜任社会及婚姻角色功能，经济状况、社会及个人的支持资源如何。

（二）护理诊断

1.急性意识障碍

与各种脑器质性疾病所致脑组织损害有关。

2.有暴力行为危险

与兴奋、躁动、幻觉等精神症状有关。

3.有受伤危险

与意识障碍、感觉障碍或精神障碍有关。

4.营养失调：低于机体需要量

与发热、摄入不足、感染有关。

5.部分自理能力受损

与意识障碍或精神障碍、运动障碍有关。

6.思维过程改变

与感知觉障碍、思维障碍、记忆障碍有关。

7.有感染的危险

与体质虚弱、生活自理能力差有关。

8.家庭应对无效

与失去应对疾病能力或经济承受能力有关。

（三）护理目标

（1）患者能够保持良好的意识水平，意识清楚或意识障碍无进一步加重。

（2）患者能够减少或不发生外伤的危险，在照顾者看护或协助下很少有外伤发生。

（3）照顾者和周围人不发生受伤、患者所处环境不受破坏。

（4）患者能从口摄入足够的营养，或增加摄入营养品的品种和数量，在得到治疗、护理的帮助下，能够获得食物。

（5）患者能够在进食和饮水后，不发生误吸和噎食的危险。有的患者能叙述进食、吸水时应该注意的事项。

（6）患者能够自诉与其情感状态有关的感受，认识产生自杀观念及其行为的后果。接受护理人员或照顾者的护理帮助与支持。

（7）患者表现合作，并能理解不合作的后果。患者能够在鼓励和提醒下接受治疗和护理，或患者不拒绝治疗和护理。

（四）护理措施

1.安全和生活护理

（1）提供安全、安静的环境：安置患者于重病室，室内环境应整洁、舒适、安全、光线适中、颜色淡雅、物品简单化并备有抢救物品，急性期或痴呆晚期的患者可设专人护理。

（2）个人卫生及皮肤护理：鼓励或指导患者完成晨晚间自护，防止生活技能的丧失；定期督促或协助患者洗澡、更衣、理发、剃须、修剪指（趾）甲。保持床单整齐、清洁、干燥，嘱咐或协助患者定时翻身，并按摩骨突或受压部位，避免发生皮肤组织损伤及并发症的危险。

（3）饮食护理、睡眠护理和大小便护理。

2.对症护理

护理人员应密切观察病情变化，定时测量生命体征，注意意识状态变化，发现异常及时处理并报告医生，以免延误病情。

（1）高热患者：应积极采取降温、补液措施，在降温过程中要严密观察病情变化，精神症状及意识状况，因大多数意识障碍发生于高热期并与体温的升降相平行，高热期患者精神症状明显，有片段的幻觉，引起患者情绪改变如紧张、恐惧、焦虑等。密切观察患者生命体征的改变，持续监护患者病情变化，发现异常护理人员要及时通知医生处理。

（2）轻度意识障碍的患者：因其对周围环境认知能力下降、定向力不完整、反应迟钝、注意力涣散、自理能力出现缺陷，护理人员要监护患者病情发展情况，关心照顾患者生活，避免激惹，避免患者单独活动，预防摔伤及意外。

（3）谵妄状态的患者：因患者思维紊乱、言语不连贯、定向力障碍、生动而丰富的视、听幻觉，内容多为恐怖性，患者会产生恐惧、躁动不安、紧张，常有突然、无目的、强烈的冲动和攻击行为。应安排专人护理，设床档，防止患者坠床或摔伤，必要时约束患者。密切观察病情变化，重视患者特殊行为的先兆症状，注意患者突然变得安静是否出现严重意识障碍。当患者因受幻听、幻视、妄想支配而产生伤人、毁物、自伤等异常行为时，严禁患者单独活动，将患者安置于重病室，并在工作人员的视线下活动，必要时专人陪护；做好病房内的安全管理工作，清除所有危险物品，减少环境中潜在的危险因素。

（4）出现精神症状的患者：应加强对患者情绪变化的监护，对焦虑明显的患者，护理人员要重视与患者的沟通，耐心倾听患者的主诉，尽量满足患者的合理要求，及时疏导和解决患者的问题，缓解焦虑情绪；对抑郁状态的患者，要避免单独居住、单独活动，护理人员要加强巡视，严密观察病情变化，严防患者出现自伤、自杀行为，并鼓励患者参加工娱活动；对烦躁不安、类躁狂表现的患者，要将患者安置于单间，专人护理，房间里物品简化、安全、规范，减少不良刺激和环境中对患者潜在的危险因素，并密切观察病情变化，必要时采取保护性约束措施，防止患者在幻觉、妄想支配下出现暴力行为，伤害他人或对周围环境造成不良影响。

（5）智能障碍的患者：安排床位时应与兴奋躁动的患者分开安排，以免被伤及，并加强危险物品的管理，不能让患者单独使用锐器类物品，减少意外事件的发生。当患者记忆力出现问题时，患者活动时一定要有人陪伴，患者的物品要有人协助管理。当出现情绪不稳时，应多劝慰，尽量减少激惹。当出现兴奋躁动时，注意安全，护理操作动作要轻，避免外伤和骨折等。

3.心理护理

（1）建立良好的护患关系：尊重和理解患者，稳定其情绪，取得患者的信任，达到配合治疗的目的，指导患者了解疾病的病因、临床表现、疾病的进展情况以及治疗、护理、预防的方法、药物的作用及不良反应，缓解患者的紧张、焦虑和不安情绪。

（2）有异常症状的护理：在住院期间，当患者出现焦虑或情绪低落时，要细心观察患者的言行和情绪反应，以缓慢、耐心或非语言的方式表达对患者的关心和支持，鼓励患者表达自己的想法，调动患者的积极情绪，阻断患者负向的思考。对有自杀倾向的患者，要有针对性地进行个体心理护理，使患者认识自己所患的疾病，面对现实，正确分析幻觉、妄想内容，减少患者的自我负向评价。对冲动和易激惹的患者，要用亲切和耐心的态度、镇静而温和的语言，鼓励患者用语言表达自己的想法和需要，控制自己的情绪，建立健康的行为模式。当出现过激行为时，要及时地疏导和阻止。

（3）社会技能：教会患者正确处理自己的社会矛盾和生活事件，尽量避免有害的应激源对自身造成的不良影响，鼓励患者与社会接触，激发生活兴趣，发挥特长，建立健康的生活方式。

（五）健康指导

（1）建立健康的生活模式，如规律生活、合理饮食、不吸烟、不酗酒、劳逸结合，保证充足的睡眠和休息。

（2）指导患者加强体质锻炼，注意个人卫生，减少到公共场所及人多环境的机会，避免各种病毒和细菌侵袭与感染，减少诱发因素。

（3）出院后仍需要较长时间的治疗，应坚持按时、按量服药，不要随意增减药量或骤然停药，同时观察用药后反应，并定期到医院复诊。

（4）嘱患者正确处理生活中遇到的困难和问题，并认识自身人格方面存在的问题，逐步学会控制、克服不良行为，保持乐观情绪，增强战胜疾病的信心。

（5）让患者承担力所能及的家务劳动，找回自己在生活中的价值。

（6）指导家属识别疾病的一些早期症状，掌握复发的先兆，观察药物不良反应的表现，如一旦发现药物中毒的紧急情况，要立即送医院抢救。

（7）如残留智力减退、行为障碍、人格改变或痴呆等后遗症状，则应加强教育，并给予适当的体育锻炼及功能训练等康复措施。协助患者克服各种困难，使其最大限度地恢复社会功能，重建社交能力。如引起生活困难，可让患者随身携带写有姓名、住址、联系电话及疾病诊断的个人信息卡，尽量避免患者单独外出。

（8）加强对患者的监护和管理，减少对家庭和社会的干扰，防止意外事件的发生。

（六）护理评价

（1）患者的意识障碍减轻或消除情况。

（2）患者自理能力的恢复情况。

（3）睡眠情况。

（4）营养状况。

（5）自我保护情况。

第六节　癫痫所致精神障碍

癫痫是一种常见的神经系统疾病，是由于大脑神经元异常放电而引起的大脑功能失常的临床综合征，具有突然发作和反复发作的特点。按照癫痫发作的国际分类，癫痫可分为部分性发作和全面性发作。按病因不同，分为原发性癫痫和继发性癫痫。Conlonp 报道（1991 年）1/3 以上的癫痫患者可出现各种精神障碍。

一、病因与发病机制

原发性癫痫原因不明，可能与遗传因素有较密切的关系；继发性癫痫多为脑部疾病或全身性疾病所引起，如脑血管病、颅脑外伤、脑膜炎等。其发病机制尚未完全明确。神经系统具有复杂的调节兴奋和抑制的机制，通过反馈活动，任何一组神经元的放电频率不会过高，也不会无限制地影响其他部位，以维持神经元细胞膜电位的稳定。不论是何种原因引起的癫痫，其电生理改变是一致的，即发作时大脑神经元出现异常的、过度的同步性放电。其原因为兴奋过程的亢进，抑制过程的衰减和（或）神经膜的变化。脑内最重要的兴奋性递质为谷氨酸和天门冬氨酸，其作用是使钠离子和钙离子进入神经元，在发作前，病灶中发现这两种递质都显著增加。

二、临床表现

癫痫所致精神障碍可分为发作前、发作时、发作后以及发作间歇期精神障碍。

（一）癫痫发作前精神障碍

表现为前驱症状或先兆。主要包括：自主神经功能改变症状，如腹胀、流涎、脸色苍白或潮红等，患者出现咀嚼、咂嘴、吞咽动作等。认知改变，如强迫思维、梦样状态等。情感改变，如恐惧、焦虑、紧张、易激惹、抑郁、欣快等。

（二）癫痫发作时的精神障碍

1.精神性发作

包括各种精神症状，如错觉、幻觉、视物变形、似曾相识症、旧事如新症、强制性回忆、强制性思维、焦虑、恐惧等。但是，就每个患者而言，仅出现其中几种症状。

2.自动症

这是一种无目的、反复发作、突然终止的运动和动作，持续时间一般为1~5分钟，事后不能回忆。发作时表现为无意识的重复动作，如咀嚼、伸舌、吞咽、咂嘴、摸索、走动、吐痰、扮鬼脸等；有时患者也能完成较为复杂的动作，如开门外出、整理床铺、搬运物体等看似有目的性的动作，但就其整体而言缺乏同一性，与周围环境不相适应。事后患者往往对发作期间的事情完全遗忘。

3.神游症

实际上它是一种持续时间较长的、更为罕见的自动症，历时可达数小时甚至数日，它和自动症的区别在于癫痫性神游症时意识障碍程度较轻、异常行为更为复杂、持续时间更长。而且，神游症时患者对当时周围的环境有一定的感知能力，可在相当长一段时间内从事复杂、协调的活动，如购物、付款、简单交谈等。

4.朦胧状态

在意识清晰度下降的情况下伴有意识范围缩小，可出现幻觉或错觉；会出现焦虑、恐怖情绪，以及攻击或逃避行为。

（三）癫痫发作后精神障碍

典型的表现就是谵妄状态的逐渐消失，此期持续时间从几分钟到几小时。

（四）癫痫发作间期精神障碍

此期是指在癫痫病程中发作间歇期出现的一组精神障碍。主要包括：

1.慢性精神分裂症样精神病

通常在癫痫发作许多年后发生，多见于颞叶癫痫。患者意识清晰，但出现偏执性妄想和幻觉（尤其是幻听），也可表现为思维紊乱，如思维贫乏和病理性赘述等。表现酷似精神分裂症，不同的是患者的情感表达和社会接触保持完好，同时也较少出现紧张症候群。

2.情感障碍

以焦虑和抑郁为主，躁狂较少见，也可出现周期性恶劣心境，患者在无明显诱因的情况下会突然出现情绪低落、紧张、苦闷、易激惹，甚至出现攻击性行为。情感障碍的患者自杀危险性增加。

3.人格障碍

约半数的癫痫患者会出现人格改变。主要特征是：任性、固执、行为异常，有冲动、攻击行为，情绪不稳定，思维贫乏。

4.智能障碍

少数癫痫患者会出现记忆衰退，不能集中注意力，判断力下降，但大多数患者的智能障碍是轻度的，随着科学的进步以及临床治疗效果的提高，成年患者因癫痫发作而出现进行性智能减退者已少见。

五、诊断要点

有原发性癫痫的证据，且精神症状发生和病程与癫痫有关。临床症状不典型的患者可进行重复性脑电图检查，脑部CT、MRI及SPECT检查，必要时还可试用抗癫痫药物作诊断性治疗。

六、治疗要点

治疗目的是去除病因，预防发作，综合性治疗对所有癫痫患者都非常重要。治疗方法包括药物治疗和手术治疗。

（一）药物治疗

是目前治疗的主要手段，可减少和控制发作。应根据发作类型和治疗效果选择适当药物，如苯妥英钠、卡马西平、苯巴比妥、丙戊酸钠等，先自小量开始，逐渐加大直至获得最佳疗效而又能耐受的剂量，并要坚持长期治疗，至完全控制癫痫发作达3~5年后才可考虑逐渐减药，减药过程亦需用1~2年，切忌短期停药或突然停药。

（二）手术治疗

外科手术治疗可切除癫痫病灶，破坏癫痫发作性放电的传导径路以及抑制癫痫发作的强化机构。不是首选治疗方法，目前多在经几年药物治疗后才考虑。

七、护理诊断

（一）有窒息危险

与癫痫发作时的意识丧失有关。

（二）有受伤危险

与癫痫发作时的抽搐有关。

（三）有暴力行为危险

与思维、感知、情感障碍有关。

（四）知识缺乏

与患者本身对疾病的了解少有关。

（五）气体交换受损

与癫痫发作时牙关紧闭、呼吸肌痉挛有关。

（六）突发性意识障碍

与癫痫发作时短暂性的大脑功能障碍有关。

八、护理措施

（一）安全和生活护理

1.避免各种诱发因素

癫痫的诱因有很多，如疲劳、饥饿、饮酒、情绪激动、便秘、睡眠不佳、惊吓、强烈的声光刺激、突然停药、减药、感冒、发热等，护理人员应了解癫痫患者的诱发因素，避免各种诱发因素，预防癫痫发作。

2.先兆的预防

每个患者在每次癫痫发作前的先兆大致相同，如流涎、脸色苍白或潮红、幻嗅、恐惧、抑郁、欣快等。当患者出现先兆症状时，应立即将患者安置于病床上，防止跌伤，密切观察，一般几秒钟后患者就会有意识丧失和各种发作的表现。

3.饮食护理

患者饮食宜清淡、无刺激、富营养的食物，保持大便通畅，避免饥饿或过饱，戒除烟、酒、咖啡。

4.建立良好的生活习惯

患者应按时作息，劳逸结合，保持充足睡眠，避免过度劳累、紧张和情绪激动，如长时间地看电视、看恐怖电影、玩游戏机等。

5.安全护理

患者入院时应安置在易于观察到的床位，床铺不能太高，以免抽搐时落地跌伤，床垫应用木板，以免抽搐时损害腰部。病房不能有危险物品，入院后应除去假牙和眼镜，如有松动的牙齿最好应拔除，以免患者在抽搐发作时牙齿脱落跌进气管中。患者在发作停止后，应卧床休息，专人护理，并及时通知医生给予处置。

（二）用药护理

1.遵医嘱服药

坚持长期有规律服药，督促及监护患者服下，切忌突然停药、减药、漏服药及自行换药，以免发展成难治性癫痫或诱发癫痫持续状态。

2.注意观察药物的治疗效果

如癫痫发作是否缓解，精神症状有否减轻。并注意观察药物的不良反应，如是否有心、肾功能损害，是否引起共济失调、头晕、出血、牙龈增生等，如果发现应及时报告医生，给予适当处理。

3.定期复查

一般于首次服药后5～7日复查抗癫痫药物的血药浓度，每3个月至半年抽血检查1次，每月检查血常规和每季检查肝、肾功能1次，以了解抗癫痫药物的血药浓度、脑电图变化和药物不良反应。

（三）心理护理

癫痫所致精神障碍的患者非常敏感别人对自己的态度，情绪容易波动，易激惹，会感到周围人对自己疏远、冷淡、歧视，从而产生自卑心理，导致情绪低落、消极悲观，因此心理护理非常重要。

（1）向患者解释疾病的特点，使患者认识到疾病的本质，帮助患者树立战胜疾病的信心。

（2）在与患者交往时，对患者提出来的各种问题要认真倾听，对于其合理要求一定要满足，对于不合理的要求，不能简单地拒绝或不理睬，甚至训斥患者，而应给患者耐心解释和劝慰，以免患者产生情绪低落。

（3）对于爱挑剔的患者，在分配食物或其他物品时要注意公平，使患者满意。在处理患者间冲突时，要合理公正，以免引起患者的不满而伺机报复。对于患者表现好的地方要及时表扬，如患者做得不好，也应少批评，增加正性强化，减少负性强化，使患者心理平衡。

（4）护理人员在与患者交流沟通时，要对患者尊重，态度诚恳、和善，语气恰当而委婉，不能流露出歧视与粗暴，使患者切实感觉到护理人员对自己的尊重。

（四）对症护理

1.发作时

癫痫患者有发作先兆时应立即平卧，防止摔伤。发作时，应将患者头偏向一侧，防止唾液及胃内容物进入呼吸道。立即在患者磨牙间放置缠有纱布的压舌板或牙垫，防止舌咬伤。松开患者领带、衣扣和裤带，及时清除口鼻腔分泌物，必要时用舌钳将舌拖出，防止舌后坠阻塞呼吸道，以利呼吸道通畅，防止窒息。并适度扶住患者的手脚，以防自伤和碰伤，切勿用力按压肢体，以免发生骨折或脱臼。

2.恢复期

如果患者在抽搐停止后肌肉仍处于松弛状态、意识尚未完全恢复，应卧床休息。如果此时患者躁动不安则应加以保护。如果患者有大小便失禁，应及时更换衣裤、床单。

3.癫痫所致精神障碍的护理

患者受幻觉及妄想的支配，往往出现冲动攻击行为，故应将患者安置在易于观察的病房，发现异常及时处置。当患者出现情绪暴躁、多疑、易激惹、固执时，护理人员应将患者与其他兴奋的患者分开管理，以免发生冲突及受到激惹。

4.癫痫大发作及癫痫持续状态的护理

应密切观察患者的生命体征及瞳孔变化，做好记录，并交班，如有异常应及时报告医生。准备好各种急救物品和药品，如气管切开包、吸痰器、开口器、舌钳、氧气等，一旦需要能及时抢救。

九、健康指导

（1）帮助患者养成良好的生活习惯，作息规律，劳逸结合，避免过度劳累、睡眠不足等，保持情绪稳定，避免过度兴奋、紧张或悲伤。

（2）饮食宜清淡，不吃过咸、辛辣食物，戒除烟、酒、咖啡。

（3）患者及家属均应了解疾病的诱发因素，如疲劳、饥饿、饮酒、情绪激动、便秘、睡眠不佳、惊吓、强烈的声光刺激等，尽量避免各种诱发因素，预防癫痫发作。

（4）癫痫是一种慢性病，规律、持续性、正确地服药非常重要，患者应按医嘱规律服药，不可随意增减或撤换。

（5）适当地参加体力和脑力活动，外出时随身携带诊疗卡，出院后及时回归社会，不要因为自卑感而孤独离群。

（6）禁止进行带有危险的活动，如攀高及从事高空作业、水上作业、驾驶以及在炉火旁或高压电机旁作业等。

（7）定期来院复查，如有问题则应随时来院就诊。

护理评估、护理目标和护理评价请参考本章第五节"阿尔茨海默病与其他脑病所致精神障碍的护理"的相应部分。

第六章 老年泌尿系统疾病护理

第一节 良性前列腺增生

良性前列腺增生（BPH）简称前列腺增生，已成为我国老年男性的常见病之一。前列腺增生原是病理学名称，指通过尸检或术后病理学检查可见前列腺上皮及间质细胞增生，此时前列腺体积可在正常范围内，可伴有前列腺增生相关症状，也可以无临床症状。临床工作中指以排尿困难为主要特征的一种良性疾病，表现为下尿路症状（LUTS）、前列腺增大（BPE）和膀胱出口梗阻（BOO）。除了前列腺增生，其他泌尿系统疾病也可导致上述三种病症，并且LUTS、BPE和BOO三者之间无明确的相关性，它们可以同时存在，但在临床工作中相当多诊断为前列腺增生的患者并不同时具有以上三个表现，而仅有其中一个或两个特点。近年来有观点将老年人前列腺增生导致的下尿路梗阻称为良性前列腺梗阻（BPO），但仍未普及。

一、自然病史

自然病史系疾病未经任何治疗的自然发展过程。我们在指导患者关于警惕性等待与治疗相比的风险和益处时是必须考虑自然病史的，并且对疾病的预后及治疗效果的评价都有赖于对自然病程的了解。

对前列腺增生自然病史理想的研究方法应是前瞻性的，以避免回顾性调查中的倾向性。研究应根据不同年龄段及疾病的严重程度分层次进行，观察的项目包括下尿路症状、膀胱功能（顺应性及排空能力等）、膀胱出口部梗阻程度、尿路感染、尿潴留及肾功能改变等，但目前尚未见这类报道。

在男性31~50岁年龄段中，前列腺重量的倍增时间为4.5年，51~70岁为10年，70岁以上则为100年，年龄越大前列腺增重所需时间越长，说明老年人前列腺增生紧张十分缓慢，是一个生理老化过程。

临床上有关前列腺体积变化与年龄关系的报道不多。Wstsnsbe（1986）对4885名日本男性用经直肠B超观察前列腺体积，其中16人随访7年，未见有前列腺自行缩小者。

美国OC社区1640名男性调查显示，904人IPSS<8分，随访至42个月时，196例IPSS增至7分以上，42例IPSS降至7分以下。有报道，前列腺增生患者中原来Q_{max}<15ml/s者，有36%经随访1年后反而上升，超过15ml/s。

总的来讲，前列腺增生症的症状呈缓慢发展的趋势，前列腺增生症的症状在前列腺体积没有变化的情况下却波动很大，部分患者在长期观察中症状可保持稳定或减轻。Cmigen（1969）对123名男性进行自然病史的前瞻性观察，患者均经证实无前列腺癌、尿路感染或尿潴留，随访5年，约半数患者症状改善。Birkhoff等（1976）对1951～1970年156例具有前列腺症状患者中的26例进行回顾性分析，采用了症状评分、尿流率、残余尿、肾功能及前列腺体积等多项参数分析，在3年中约半数的患者前列腺症状稳定或改善。Ball等（1981）回顾了107名有前列腺梗阻的患者，发现5年中10例（9%）需要行手术治疗，其余97例中症状加重16例，改善31例，无变化50例。

前列腺症状加重影响生活质量是患者选择手术治疗的重要原因。Craigen（1969）随访5年的123例症状加重者占48%，而手术率也是48%，似能支持这一观点。BirkhoH估计，超过50岁的男性，在其余生中因前列腺增生而需手术的概率为20%～25%。在美国，年龄超过80岁的男性中1/3的人须接受前列腺增生手术。Arright（1990）则估计，每10名男性中约有2人将迟早为解除前列腺增生症状而接受手术治疗。

总之，前列腺增生是随年龄增长而发展的，但是有些可以长期无变化，或者出现症状减轻的现象，甚至有观察已经列入需经尿道切除前列腺名单的患者，随访3年重新检查时，29%的患者无须再做手术，病情加重者25%～50%。我国吴阶平在20世纪80年代早期即多次强调，在编写"泌尿外科学前列腺增生"一章时，一定要写明：不是所有前列腺增生的患者都需要手术，更不是手术越早做越好。这是对前列腺增生自然病史简要和精辟的概括。

二、发病的危险因素

年龄增长和有功能的睾丸的存在是前列腺增生症发病的主要因素。

根据现有资料，除日本人前列腺增生症的发病率较低外，种族差异并不影响前列腺增生症的发病率。以往认为犹太人及黑人前列腺增生症的发病率高，其实是研究方法不正确导致的错误结论。

环境因素中，食物可能含有抑制前列腺增生的物质，蔬菜、水果、稻麦和黄豆中的某些成分在胃中分解后，产生一些特殊的分子如isoflavins、lignans等，具有轻微的雌激素作用。绿茶中含有抗氧化剂、5α-还原酶抑制剂、芳香化酶抑制剂、酪蛋白磷酸酶抑制剂，均可对前列腺增生起抑制作用。对美国的日本移民跟踪调查，发现经数代之后，其前列腺增生症的发病率与美国人基本相同，很可能与环境及饮食习惯改变有关。

调查北京城乡居民前列腺增生症发病率时，曾对鱼、肉、蛋三者消耗量与前列腺增生症的发病关系进行分析。乡村居民动物蛋白消耗量低于城市居民，认为这是影响城乡居民前列腺增生症发病率差异的重要因素。

关于前列腺增生症与吸烟的关系有不同的报道。一项2000例的社区调查，中度吸烟者症状少于不吸烟者，重度吸烟者则与不吸烟者相似。Seitter等（1992）对929名男性随访12年，发现吸烟与需手术的前列腺增生症的发病率无相关性。虽然有报道显示，香烟中的尼古丁可以增加入的血清睾酮水平及狗的前列腺中双氢睾酮水平，但吸烟似未影响前列腺增生症的发病，且有研究发现吸烟者手术切除的前列腺体积反较不吸烟者小。北京地区城乡居民吸烟量有显著差异。乡村居民平均吸烟（4.88±3.03）包/周，城镇居民平均吸烟（2.54±3.37）包/周。调查结果认为，乡村居民前列腺增生症的发病率低于城镇居民与吸烟量的差异可能有一定的关系。

大量饮酒可降低血清睾酮水平和增加雌激素水平，从而降低前列腺增生症的发生。国外多数尸检报告显示，肝硬化的患者组织学前列腺增生的发生率较低，这些患者的肝硬化多因大量饮酒所致。肝功能不良时对血清睾酮和雌激素水平的影响与乙醇相似，因此，这类患者前列腺增生症的发病率低应是乙醇和肝功能不良两者相加的结果。

身体质量指数与前列腺增生症发病率的关系亦较复杂。肥胖（高身体质量指数）者血中雌激素水平较高，低身体质量指数者血中睾酮水平较高。肥胖者前列腺体积比较大，但在肥胖人群中须手术治疗的前列腺增生症的发病率与正常身体质量指数人群并无差异，甚或较低。

前列腺增生症可能有一定的家族倾向，与遗传有关。同卵双生者发生前列腺增生症的机会较异卵双生者为高。小于60岁需行前列腺增生手术的患者中约50%可能有家庭因素，而年龄超过60岁方需手术者仅9%存在这一因素。家族性前列腺增生症往往比散发性前列腺增生症的体积大得多，引起的前列腺症状也较重，但这两类人群的血浆雄激素水平及对5α-还原酶抑制剂治疗的反应却无差异。导致家族性前列腺增生症的原因可能系DNA突变、DNA低甲基化或核基质蛋白表达异常，但哪些基因起作用则还不清楚。

此外，长期高血压（尤其是高舒张压）、前列腺移行带体积及移行带指数也可能与BPH的临床进展有关。其他有泌尿系感染史、pH>6、糖尿病、性活动强度、输卵管结扎、低身体质量指数、文化教育程度等被认为是可能的危险因素，但尚存在争论。

尽管研究表明有多种因素可以预测BPH的临床进展，但目前得到多数研究支持、预测BPH临床进展的指标是年龄、PSA及前列腺体积等。随着对BPH临床进展性的危险因素研究的日益完善，将使筛选出具有临床进展风险的BPH患者成为可能，以便适时进行临床干预。

一、临床表现

BPH的症状可分为三大类，即膀胱刺激症状、梗阻症状和并发症引起的症状。

（一）膀胱刺激症状

包括尿频、尿急、夜尿增多和急迫性尿失禁。其中尿频是BPH患者最早出现的临床症状，往往伴随夜尿次数增多。正常男性膀胱容量约为400ml，白天排尿次数为4~5次，夜间排尿次数为0~1次，24小时尿量为1000ml左右。如果老年男性患者出现夜间排尿次数超过2次或每天排尿次数超过8次即可认为尿频，常常是BPH的早期信号。但BPH引起的尿频与尿量增加有所不同，后者排尿次数增加，同时24小时尿量持续超过2000ml，多见于糖尿病、尿崩症、急性肾衰竭竭多尿期等，在询问病史时应注意鉴别。夜尿次数增多可有以下原因：

（1）逼尿肌不稳定。

（2）肾脏产生尿液失去正常节律。

（3）夜间迷走神经兴奋。

（4）睡眠中大脑皮层抑制减弱，尿道和尿道括约肌张力下降。

（5）膀胱张力降低导致残余尿量增多，膀胱容量相对减少。有50%～80%的患者尚有尿急或急迫性尿失禁。如合并膀胱结石或泌尿系感染，则以上症状更为明显。

（二）梗阻症状

当前列腺侧叶增生向尿道内突出时，后尿道延长、弯曲、变窄，使排尿阻力增加。中叶增生可使膀胱底抬高，尿道内口移位或向前成角，当向膀胱颈突出时可形成球形活瓣，同样也使排尿阻力增加。下尿路梗阻的程度与前列腺大小不成正比，前列腺增生的部位决定其梗阻程度。

梗阻症状主要包括排尿踌躇、尿线断续、终末滴尿、尿线细而无力、射程缩短、排尿时间延长、排尿不尽感、尿潴留、充盈性尿失禁等，这些症状由膀胱出口梗阻（BOO）引起，但非BOO的特征性表现，因为逼尿肌功能受损同样可出现上述症状。在梗阻症状中，尿线变细、无力是由于增生的前列腺压迫尿道所致，在前列腺增生早期即可出现。排尿踌躇是逼尿肌开始收缩使膀胱内压超过尿道阻力所需的时间延长。尿线中断是因为逼尿肌不能保持其压力直到排尿结束。有时排尿终了还继续有尿滴沥。梗阻进一步发展则出现膀胱排空不全，膀胱内出现残余尿，随着尿道阻力的增加，残余尿量进一步增多，出现慢性尿潴留，患者常有排尿不尽感。膀胱经常呈充盈状态，有效容量减小，排尿间隔时间缩短。BOO可引起膀胱逼尿肌结构发生改变。早期逼尿肌代偿性肥厚，间质增生，但逼尿肌压力尚可克服尿道阻力，无明显残余尿。失代偿时可出现膀胱残余尿，并可出现尿失禁，膀胱过度充盈，膀胱内压超过尿道内压，致使尿液从尿道溢出，称为充盈性尿失禁。慢性尿潴留和充盈性尿失禁，以及肾功能损害是BPH的后期症状。有时因气候变化、受凉、劳累、饮酒等诱因可并发急性尿潴留。

（三）并发症引起的症状

1.肾功能不全

BOO使膀胱逼尿肌代偿性增厚，黏膜表面出现小梁，严重时形成假性憩室。输尿管间嵴肥大以及膀胱高度膨胀，内压升高，输尿管末端丧失其活瓣作用，发生膀胱输尿管反流，引起肾积水、肾功能不全，进而发展为梗阻性肾病，严重时可引起尿毒症。少数BPH患者由于LUTS不明显，或认为是老年人的常有现象而未重视，可能以尿毒症的表现就诊，包括贫血、高血压、乏力、食欲缺乏、皮肤瘙痒、呼吸有氨味等；或体检时发现双肾积水、肾功能不全而就诊。

2.膀胱结石

梗阻引起残余尿、尿潴留可出现继发性膀胱结石。尿路梗阻后由于膀胱内尿液滞留，且长期慢性梗阻大多都存在慢性尿路感染。由于膀胱内经常有尿液残留，一些晶体容易沉积在脓块或细菌形成的核心上，形成膀胱结石。或肾结石排入膀胱，因膀胱出口梗阻、膀胱颈后唇抬高而停留、增大。膀胱结石的发生率可达10%以上，不合并感染时多为X线阴性的尿酸盐结石。因此，BPH患者如出现排尿中断、明显尿痛向阴茎头部放射、血尿等症状，要仔细检查有无膀胱结石。

3.尿路感染

前列腺增生患者由于排尿不畅，尿液滞留，细菌容易在膀胱中栖身繁殖，出现尿频、尿急、排尿困难等症状加重，并伴有尿痛，甚至诱发急性尿潴留。若出现尿道烧灼痛、寒战发热，表明已发生急性前列腺炎；急性附睾炎时出现患侧睾丸及附睾红肿疼痛；如继发上尿路感染，可出现发热、腰痛及全身中毒症状，使肾功能进一步受损。BPH易于并发尿路感染的原因：

（1）BOO时，尿液不能畅通地排出，失去或减弱尿路冲洗的作用。

（2）残余尿液给细菌的繁殖创造了良好的条件。

（3）BOO导致膀胱颈部尿液压力增高，可影响局部组织的血液供应，引起组织抵抗力下降。

（4）尿液压力增高引起前列腺内尿液反流。感染常迁延不愈或反复发作。有些患者还会发生细菌进入血液循环而引起菌血症的情况。

4.无痛性血尿

长期BOO可引起尿道前列腺部及膀胱黏膜充血、小静脉扩张、迂曲、瘀血。血管破裂则可以产生肉眼血尿和镜下血尿。BPH合并急性尿潴留导尿时膀胱突然过度减压也可出现血尿。偶有大量出血，血块堵塞膀胱出口引起急性尿潴留，应注意与膀胱肿瘤鉴别。

5.其他

长期排尿困难、腹压增加可出现腹股沟疝、脱肛和痔疮等，可掩盖原发病而成为就医的主诉。

二、辅助检查

（一）实验室检查

包括血尿常规、血清电解质、肾功能及前列腺特异性抗原（PSA）。血常规应注意有无肾性贫血。尿常规注意有无血尿、脓尿、蛋白尿、管型及尿糖，以确定有无泌尿系感染、糖尿病。肾功能检查的目的是明确有无肾功能不全。

PSA已被列为BPH的必查项目。目前认为，BPH、前列腺癌、前列腺炎都可以引起PSA升高。另外，泌尿系感染、肛门指诊、留置导尿管、急性尿潴留、前列腺穿刺、长期服用5-α还原酶抑制剂等均可影响PSA值。血清PSA值与前列腺体积相关。研究表明，前列腺体积增大1ml，PSA约增加4%。临床一般将PSA≥4ng/ml作为分界点。BPH患者的总PSA（TPSA）和游离PSA（FPSA）均可升高，但FPSA升高相对缓慢，从而使FPSA/TPSA比值逐渐降低，一般将比值<0.16作为分界点，应用F/T对BPH和早期前列腺癌的鉴别诊断有帮助。国内研究表明，BPH患者PSA异常，特别是>10ng/ml者，发生前列腺事件的概率更高。近年来尚有应用PSA速度、PSA密度、PSA与年龄组的关系等方法：PSA密度（PSAD），如果PSAD>0.12ng/g，有前列腺癌的可能；PSA速度（PSAV）：每年PSAV>0.75ng/ml，常提示前列腺癌；PSA年龄特异值：PSA值和前列腺体积大小有关，而前列腺体积随年龄增大，各年龄组的PSA正常值是：40～49岁2.5ng/ml，50～59岁3.5ng/ml，60～69岁4.5ng/ml，70～79岁6.5ng/ml。对早期诊断及鉴别诊断前列腺癌更有价值。

（二）尿流率测定

尿流率是指单位时间内排出的尿量，能真实、客观地反映尿流排出道阻力，并且具有无创、检测简便、设备费用低廉等优点，已得到广泛应用。尿流率检查时排出尿量应超过150ml。检查所得的最大尿流率（Q_{max}）、平均尿流率（Q_{ave}）、排尿时间、尿量4项指标，其中Q_{max}小于为最重要的诊断指标。如$Q_{ave}<15ml/s$，$Q_{ave}<8ml/S$，提示存在排尿困难；Q_{max}为10～15ml/s可能存在梗阻；$Q_{max}<10ml/s$则肯定存在梗阻，如果能排除逼尿肌功能变化因素，可作为手术指征之一。

由于尿流率是由膀胱逼尿肌的收缩功能和尿道阻力相互作用决定的，尿流率的变化不但与下尿路阻力有关，也可能受逼尿肌功能改变的影响。因此，尿流率的降低并不能确定为下尿路梗阻或逼尿肌收缩力受损。如可疑者或病史提示可能存在影响逼尿肌功能的疾病，如糖尿病或神经系统疾病，在针对前列腺的有创治疗之前应行尿动力学检查以确定产生患者排尿障碍的确切原因。

（三）膀胱残余尿量

膀胱残余尿（PVR）对治疗方法的选择和疗效的评估很重要，PVR的出现意味着逼尿肌功能的失代偿。一般把PVR>50～60ml作为膀胱逼尿肌功能失代偿的指标。PVR测定以导尿测定最可靠，但属有创检查。还可通过无创的经腹超声测定，同时还可以观察膀胱的形态，有无膀胱结石、憩室和中叶增生等，但重复性差。测定残余尿时还应注意排尿的环境，以及膀胱尿量是否适当。即使是正常健康人膀胱储尿超过500ml以上时也会导致残余尿量的存在。如病史或体检提示可能存在影响逼尿肌功能的相关疾病，如神经系统疾病和糖尿病，应进行尿动力学检查加以鉴别。

（四）超声检查

超声测量前列腺体积对前列腺增生的诊断和治疗以及疗效观察都有着十分重要的价值，它使对前列腺状况的评价更客观、更全面，对指导临床药物治疗和选择治疗方法亦有重要的指导价值。

1.超声检查前列腺的方法有：

（1）经腹壁探测。

（2）经直肠探测。

（3）经会阴部探测。

（4）经尿道探测，前两种方法最为常用。其中经腹超声检查简单，但观察到的前列腺腺体内部结构及测定大小不如经直肠超声检查精确。

2.前列腺增生的声像图特点

（1）前列腺体积增大，各径线测值均超过正常值，尤以前后径及上下径增加最明显。

（2）前列腺形态改变，由正常人的新月形变为半圆形或接近球形。以中叶增生为主的病例，增生的前列腺可向膀胱内突出，如结节样增生，前列腺可不对称。

（3）内、外腺比例失调。正常前列腺内、外腺比例为1∶1，增生时，内腺增大，外腺受压，比例失调，内腺区出现增生结节。

（4）包膜光滑完整，无中断现象。

（5）外科包膜与移行带之间有一明显的分界线，在此分界线上可见散在排列或呈弧形排列的钙化灶。

经B超测定所得的前列腺左右径、前后径、上下径，可近似按照球体计算前列腺体积，如按前列腺比重1.05，则可计算前列腺重量：前列腺体积=0.52×前列腺三径乘积；前列腺重量=1.05×0.52×前列腺三径乘积。因前列腺为近似球体，越大的前列腺越近似球体，并且前列腺外科包膜厚度不一，故按照此经验公式计算的前列腺体积和重量有一定的误差，开放切除的前列腺标本通常小于B超所测体积。

（五）CT检查

CT不作为BPH的常规检查，但对于血尿或超声表现为结节状或分叶状软组织肿块影凸入膀胱轮廓内者，CT具有更大的诊断价值。前列腺增生的CT表现为：

（1）体积增大，边缘光滑、清晰，不侵及邻近组织，可压迫膀胱壁变形。

（2）增生的前列腺上界超过耻骨联合上缘20～30mm。

（3）前列腺增生平扫密度均匀，CT值为38～47Hu，中央带略高于周边带，部分可见斑点状钙化；

（4）增强CT扫描，前列腺CT值一般增高到59～-2Hu，中央带仍高于周边带。动态增强早期呈相对不均匀强化，随时间的延迟，晚期强化倾向均匀，若有囊变坏死则局部无强化。前列腺肿瘤的CT表现为体积不规则增大，密度不均，边缘模糊，结节状隆突，易侵及膀胱及精囊，膀胱精囊角变钝或消失、骨骼转移等。

（六）尿动力学检查

1.正常的排尿过程有赖于

（1）良好的膀胱逼尿肌功能。

（2）下尿路无梗阻。

（3）膀胱逼尿肌与尿道括约肌良好的协调性。三者中任何一个功能障碍都可能引起下尿路梗阻症状，而尿流率测定并不能区分病因来自膀胱出口梗阻还是逼尿肌收缩功能障碍。尿动力学检查是通过测定储尿期和排尿期膀胱压力的变化了解膀胱储尿功能和排尿功能；通过分析排尿期逼尿肌压力和尿流率的相关性了解膀胱出口阻力（即压力-流率测定分析），以确定是否存在下尿路梗阻，是诊断有无膀胱出口梗阻最准确的方法。通过尿动力学检查，可以测得膀胱充盈和排尿两期的膀胱内压力，了解有关膀胱容量、膀胱顺应性、膀胱的感觉以及膀胱逼尿肌的稳定性。其中最重要的参数是逼尿肌压力。

2.前列腺增生患者尿动力学检查的指征为：

（1）病史提示可能存在影响逼尿肌功能的神经系统疾病，如老年性痴呆、脑萎缩、脑血管病、帕金森病或糖尿病。

（2）存在明显的症状及体征不相符，疑为不稳定性膀胱。

（3）常规保守治疗未达到预期结果而需要了解其确切病因。

（4）对可疑前列腺增生引起的膀胱出口梗阻准备采取外科手术等非可逆性治疗前，尽管目前通过压力-流率分析才能确定膀胱出口是否存在梗阻，但对采用以药物治疗为主的患者并非一定需要尿动力学检查。

（七）静脉肾盂造影（IVP）

静脉肾盂造影（IVP）是泌尿外科疾病常用的检查方法，但在BPH的诊断中为可选择性检查。只有在下述情况下建议做IVP：

1.血尿，不能排除上尿路肿瘤者。

2.单侧肾积水不能排除上尿路梗阻。

3.既往有上尿路感染或结石病史。

4.用于判断肾功能受损程度（血肌酐升高超过一倍者不宜进行）。

（八）膀胱镜检查

膀胱镜检查可以直观地看到前列腺两侧叶及中叶增大并凸入膀胱的情况，以及有无合并膀胱憩室、结石、肿瘤。但膀胱镜检查属有创性检查，有引起感染、出血、损伤的可能，因此，随着其他无创性检查手段的普及，膀胱镜检查已很少作为首选的检查方法，仅在下列情况时建议采用：

（1）合并不明原因的血尿，膀胱肿瘤不能排除。

（2）不能排除上尿路病变，行输尿管插管逆行尿路造影。

（3）治疗方式取决于前列腺解剖特点，需要在开放手术和TURP（其他内镜下治疗）之间作出选择。

一、非手术治疗护理

（一）生活护理

前列腺增生多为老年患者，各种生理功能下降，生活自理能力较差，需要在生活护理上体贴患者。

（1）协助患者完成生活护理，做到七洁，即皮肤、头发、指甲、会阴、口腔、手足、床单的干净整洁，使患者感到舒适。

（2）保持各种管路的清洁，正确记录引流液的颜色及量，尿袋定期更换。

（3）防止坠床，必要时加床档，下床活动时穿防滑底鞋，防止摔伤。

（4）多饮水，多食易消化食物，保持排便通畅，必要时服润肠药。

（5）术后保持会阴部的清洁，避免粪便污染，每日更换尿袋1次，碘伏消毒或温水清洁尿道口周围每日2次，以保持清洁，防止引起感染。

（二）心理护理

前列腺增生是一种进行性逐渐加重的疾病。开始时症状不太明显，往往未引起患者重视。随着疾病发展，出现尿频，特别是夜间尿次数增多，严重影响患者休息和睡眠。因增生前列腺压迫尿道，出现排尿困难，甚至发生尿潴留、血尿等症状，疾病造成患者肉体上的痛苦以及较大的精神压力。

留置尿管的患者有很多生活上的不便，患者希望尽快得到治疗。前列腺肥大患者多为老年男性，听力、理解力降低，长期受慢性前列腺疾病折磨，有些患者心情烦躁，易怒，护理人员在生活上要关心患者，还要耐心倾听他们的主诉，及时联系医生处理不适症状，安慰体贴患者，帮助解决手术前后的生理和心理问题，让患者感觉到医护人员对他们的尊重和重视，积极配合治疗，促使早日康复。

（三）药物治疗及护理配合

1.药物治理

目前，前列腺增生的病因尚未完全清楚，许多科学家认为该病可能是多病因的疾病，因此采用针对各个病因的联合用药较为适宜。随着病因学研究的逐步深入，有效药物的不断出现，药物治疗在前列腺增生的治疗中将会占有越来越重要的地位。只要无绝对手术指征，应首先考虑选择药物治疗。患者应定期随诊，并进行评估检查，以了解治疗是否有效，并确定有无需要改变治疗计划的指征。

临床上常用的药物一类是5α-还原酶抑制剂，主要有非那雄胺、依立雄胺等。这些药物有缩小前列腺的作用，因此主要适用于前列腺体积比较大的患者，但起效相对较慢，可能需要6个月以上。主要的不良反应是性功能减退等。值得注意的是，这类药物有降低血前列腺特异抗原（PSA）的作用，可能会掩盖前列腺癌的早期表现，应引起重视。另一类比较常用的药物是α受体阻滞剂，如特拉唑嗪、坦索罗辛、多沙唑嗪、阿夫唑嗪等，主要作用是松弛膀胱颈部的肌肉并加强膀胱的收缩力，因此对缓解排尿次数增多、排尿费力，特别是夜尿频等症状可以起到较好的效果。这类药物一般每天一次一粒，晚上睡前服用，主要不良反应是直立性低血压，因此刚开始应用时要注意观察血压变化。还有一类药物是植物花粉类制剂，如舍尼通、前列康、尿塞通等，通过影响内分泌物质代谢来达到抗感染、抗水肿的作用，这类药物作用平和，相对不良反应较小，服用较为安全。另外，中药水煎坐浴对老年患者的前列腺增生也有较好的疗效。

2.护理配合

（1）注意观察药物的不良反应，一般为头晕、乏力、鼻堵、心悸、恶心、胃部不适、食欲缺乏、嗜睡、直立性低血压、性功能减退、阳痿等，症状严重者应停止服药。

（2）服用α受体阻滞剂的患者注意防止直立性低血压。避免直立性低血压的方法是晨起"三个一分钟"：醒后在床上躺一分钟；然后在床上坐一分钟；穿衣后在床边立一分钟。

（3）定期检查评估以了解病情进展及治疗是否有效，调整用药方案，坚持服药。

（4）做好用药指导和健康教育。

（四）健康教育

前列腺增生症患者进行积极的自我保健，对配合治疗及疾病转归有着十分重要的意义。

（1）多饮水，保证每日足够的尿量。多饮水能起到内冲洗的作用，尤其是留置尿管和造瘘管患者，可以有效预防尿路感染。

（2）饮食应以清淡、易消化为佳，多吃蔬菜瓜果，并少食辛辣刺激之物，不吸烟、饮酒，以减少前列腺充血的机会。预防粪便干燥。

（3）对于性生活，既不纵欲，亦不禁欲，可根据年龄和健康状况而定。但有尿潴留病史者当小心谨慎，最好不过性生活。

（4）切忌长时间憋尿，以免损害逼尿肌功能，加重病情。

（5）保持心情舒畅，避免忧思恼怒，切忌过度劳累。

（6）及时治疗泌尿生殖系感染，积极预防尿潴留的发生。

（7）适度进行体育活动，有助于机体抵抗力的增强，并可改善前列腺局部的血液循环。

（8）调节情绪、放松心情。生活压力可能会增加前列腺肿大的机会。临床显示，当生活压力减缓时，前列腺症状会得到舒缓，因而平时应尽量保持放松的状态。

（9）洗温水澡可以缓解肌肉与前列腺的紧张，减缓不适症状，经常洗温水澡无疑对前列腺患者十分有益，如果每天用温水坐浴会阴部1~2次，同样可以收到良好效果。

（10）防止受寒。不要久坐在凉石上，因为寒冷可以使交感神经兴奋增强，导致尿道内压增加而引起逆流。

（11）避免摩擦。会阴部摩擦会加重前列腺的病状，让患者明显不适，为了防止局部有害的摩擦，应少骑自行车，更不能长时间或长距离地骑自行车或摩托车。

（12）掌握盆底肌肉收缩锻炼的方法，指导督促有尿失禁的患者进行锻炼。方法：深吸一口气，同时收缩上提肛门肌肉，坚持6～10秒，然后呼气。重复进行，每次5～10分钟，每日2～3次。循序渐进，根据个人身体状况而定。

（13）有些微创治疗后，坏死组织全部脱落、创面黏膜修复需30日左右，排尿困难症状约2周后开始逐渐改善，少数尿潴留患者需留置尿管3～4周后方能恢复自行排尿，应指导患者多饮水，观察排尿情况，耐心等待治疗效果。

（14）生活中注意遵医用药，定期检查，不憋尿，不饮酒，不饮咖啡及浓茶，少食刺激性食物，少骑自行车，安排适当体育活动，保持良好而稳定的心态。坚持"一个中心，两个基本点"——以健康为中心，坚持合理膳食（低盐、低脂、七分饱）；坚持运动（最好的运动是步行）。

二、尿道前列腺电切（TURP）护理

（一）术前护理

1. 术前宣教

经尿道前列腺电切术是一项新技术，患者缺乏对此疗法的认识，对术后效果持怀疑态度，担心术后复发等并发症，担心自己是否能耐受手术等。患者表现为紧张、失眠等症状。为增强患者的信心，告知患者及家属此项技术的方法、手术效果及优越性，如不需开腹，术中损伤等必要时请恢复较好的患者现身说法，使患者处于最佳的心理状态，积极配合治疗护理。

2. 肛提肌功能锻炼目的

预防及降低术后尿失禁的发生。肛提肌锻炼越早，次数越多，发生尿失禁的机会越少，反之则高。方法：嘱患者有意识地做中断排尿，收缩肛门括约肌的动作，每天早、中、晚3次每次连续缩肛100次，每次缩肛不少于30秒，手术当天早上再强化1次，术后坚持训练，次数根据患者的耐受情况而定。

3. 术前准备

由于患者多有尿路感染、尿潴留、血尿等症状，术前嘱患者多饮水，按时服用抗生素治疗及预防尿路感染。指导患者戒烟、酒及辛辣刺激性食物。预防呼吸道感染，避免尿潴留的发生，同时按照常规做好其他术前准备。

（二）术后护理

1. 合理饮食起居

应禁烟、酒、辛辣食物，鼓励患者多食营养、富含纤维、易消化的食物，防止便秘。因便秘可使腹压及膀胱内压升高，诱发痉挛。鼓励患者多饮水，可起到自然冲洗的作用。

2. 预防泌尿系感染

（1）患者卧床翻身时注意勿使尿管脱落、扭曲、受压、堵塞及尿液反流。

（2）严格无菌操作，每日更换引流袋1次并用0.5%碘伏或0.1%苯扎溴铵消毒外阴及尿道口2次。

（3）保持会阴部卫生，便后及时清洗会阴，防止逆行感染。

（4）鼓励患者多饮水，可起到自然冲洗尿路的作用，减少细菌的生长繁殖。

3.密切观察病情变化

（1）基础护理：密切观察病情变化，加强基础护理，术后给予心电监护，监测体温、呼吸、脉搏，观察患者意识等变化，并给予保暖。因患者都是老人，患有慢性病，临床上易出现血压波动，心、肺、脑、肾一系列的变化。在巡视中及时发现病情变化，向医生回报，并给予对症处理。

（2）预防心肺并发症：术后由于患者卧床，活动少，加上大多数是老年人，抵抗力低下，且伴有不同的内科疾病，易并发心功能不全及肺部感染。心功能不全者术后可给低流量吸氧，肺部护理的关键问题是防止气道内积痰、黏稠分泌物阻塞，护士要鼓励和帮助患者咳嗽，协助其叩背，痰液黏稠不易咳出者，可给予超声雾化吸入每天4次～6次，每次20分钟～30分钟。注意保暖，避免受凉。

（3）出血的观察与护理：出血多发生在术后24小时内，护理应密切观察血压变化，观察引流液的颜色、性状、量，并做好记录。

①保持引流管通畅，冲洗速度根据冲洗液的颜色及时调节。如引流液血色浓，可适当加快冲洗速度，直至引流液颜色变淡，之后减慢冲洗速度，同时观察冲洗速度与输液速度是否一致。当出现鲜红色血尿或伴血块，可出现引流管堵塞，应检查并挤压引流管，防止积血块阻塞管道。

②出血量多，出现血压下降、面色苍白等休克症状时，应立即停止冲洗，加快输液速度，并报告医生，及时给予止血剂。

③避免引起腹内压增高的各种因素，如术后患者用力排便，持久剧烈的咳嗽等。术后经常协助患者叩背排痰，必要时雾化吸入，肠功能恢复后，应进粗纤维食物，必要时用缓泻剂。

（4）膀胱痉挛的观察与护理：膀胱痉挛常见的原因主要有手术创面出血、疼痛，导尿管牵引，水囊压迫后尿道及膀胱痉挛的刺激，引流管堵塞，冲洗液温度不当，患者精神紧张等。患者发生膀胱痉挛时，出现膀胱痉挛性疼痛，强烈的便意及尿意，尿液可不自主的从尿道溢出。

①首先排除导尿管有无堵塞，确保引流通畅。如有血块，及时冲洗。冲洗液温度要适宜，冬季保持32℃～35℃，夏季22℃～25℃。

②积极镇痛、止血，轻症患者加强心理护理，消除紧张情绪，嘱患者深呼吸，全身放松，保持安静，尽量减少对膀胱的不良刺激。症状轻重的患者，给予硬膜外镇痛泵等方法止痛。

4.留置尿管拔除后的观察与护理

术后48小时膀胱冲洗无血性液流出，引流液澄清，活动后无出血，可适当减慢冲洗速度直至停止冲洗，一般尿管引流2日或3日可试行拔管。留置尿管拔除后观察患者排尿是否费力，排尿次数、尿色及尿线的粗细。

（1）假性尿失禁患者继续指导患者做肛提肌的锻炼，鼓励患者多饮水，消除患者多饮水会加重尿失禁的错误认识，说明原理，指导患者白天增加饮水量，夜间临睡前则减少饮水量，以免影响患者睡眠，同时口服泌尿灵、特拉唑嗪等药物。

（2）急性尿潴留患者重新留置导尿，并说明原因，消除患者紧张心理，预防尿路感染，拔除导尿管之前鼓励患者一定争取自行排尿，增加信心。

（3）勤换内衣裤，保持局部干燥清洁，防止感染。

（4）保持大便通畅，因解便用力易引起出血。

（三）经尿道前列腺电切术并发症的预防及护理

1.术中并发症的预防及护理

（1）尿道电切综合征(TURS)：TURS为TURP最严重的并发症。其发生率为2.0%～2.9%，病死率为0.6%～1.6%。由于冲洗液经切面上的静脉窦、前列腺包膜大量吸收而产生浠释性的低血钠和高血容量。

①控制手术时间在60分钟以内，掌握电切深度，避免前列腺包膜穿孔。

②根据手术进展情况随时调整输液速度、冲洗液滴速和高度，理想的冲洗液高度60～80cm。

③常规面罩吸氧，监测生命体征，观察患者颈静脉有无怒张。

④监测电解质、血气、Hb以助早期诊断。

⑤患者出现烦躁不安、恶心、呼吸困难等症状时要警惕TURS的前期表现，及时汇报医生。

（2）术中出血：TURP术中出血是常见的并发症。护士应做到：

1）术前了解患者出凝血功能，术前一周是否停用阿司匹林等药物。

2）术中保持冲洗液通畅，若冲洗液颜色加深，要警惕大出血的可能，积极处理，必要时输血。严密监测生命体征、意识的变化、血常规及凝血功能。

（3）尿外渗及穿孔：多由于电切过深及大量冲洗液充盈、膀胱过胀。

①手术过程中需经常放空膀胱，检查下腹部有无膀胱两侧饱满，观察放出量和注入量，若放出量明显低于注入量时，警惕外渗或穿孔。

②导尿管被血凝块阻塞可加重外渗，应确保尿管通畅。

③观察患者有无烦躁不安，面色苍白，出汗，呼吸困难，血压下降，脉搏增快等。

（4）术中低体温：术中低体温常见，约有50%～80%，体温低下（<36℃）。体温下降引起患者寒颤，全身耗氧量增加，易诱发心绞痛、心肌梗死等危及患者生命。

①维持室温在25℃～27℃。

②减少身体暴露部分，用棉被盖住手术区之外的身体部位，减少热量散失。

③控制麻醉和手术时间在60分钟以内。

④膀胱冲洗液用电恒箱加热，使冲洗液温度达到25℃。

2.术后并发症的预防及护理

（1）防止尿管阻塞：术后留置三腔尿管持续膀胱冲洗，防止血块阻塞尿管。

①值得注意的是患者返回病房途中，冲洗不间断，冲洗装置高度以60~80cm为宜。

②正确连接三腔气囊导尿管的出水口和进水口。出水口使用内径大节头，保证引流通畅，外接像皮管引流管以便挤压，预防血块阻塞，长度以60~80cm为宜，防止扭曲、折叠。

③据冲洗液颜色调节冲洗液的滴速。手术当天，80~100滴/分，次日据冲洗液颜色停止冲洗或减慢冲洗。为确保冲洗途中不中断，最好使用双头冲洗管接2袋3000ml袋装生理氯化钠，一袋冲洗另一袋插好备用，杜绝途中冲洗停顿现象发生。

④若引流不畅或冲洗液不滴时可双手挤压外接引流管的近端即脉冲式的冲洗膀胱3~5分钟或及时抽吸血块或加快冲洗速度，防止膀胱填塞加重出血。

（2）继发出血是护理重点。

①早期出血发生在术后24小时之内，原因多与术中止血不彻底、创面渗血、气囊尿管球囊破裂或球囊滑入前列腺窝内、膀胱痉挛、高血压、术前服用抗凝剂等有关。

处理方法：增加水囊容量或调整球囊的位置，加大尿管牵引力度使水囊压迫前列腺窝而止血；选择质量较好导尿管，不使用石蜡油润滑，以免气囊破裂；术前口服非那雄胺收缩前列腺体积，减少术中出血；若经上述处理后冲洗液颜色仍深，并伴有大量凝血块时，须立即行内镜下血块清出术。

护理要点：正确判断冲洗液颜色有无异常，发现有活动性出血倾向时，要保持镇静，以免引起患者恐慌，加重出血，应给予患者及家属安慰，配合医生进行抢救；监测生命体征及血液常规变化。

②出血发生于术后1~4周内，常由于坏死凝固层脱落或前列腺窝感染、腹压突然增加等所致。避免增加腹内压的因素。如用力排便、过度的活动、运动、剧烈咳嗽等；多食蔬菜、水果，避免饮酒及食辛辣饮食，便秘时可使用缓泻剂；术后禁止灌肠或肛管排气，以免损伤前列腺窝而出血；适当的活动和运动，3个月内禁止性生活。

（3）膀胱痉挛：膀胱痉挛发生率可达40%~50%，易引起继发出血，重者可因剧烈疼痛而诱发心脑血管意外，表现为尿意急迫，肛门坠胀或膀胱、尿道阵发性痉挛性收缩痛，尿道外口有血性液体流出。

①如果是尿管水囊压迫所致，用注射器抽出水囊内液体2~3ml，可缓解水囊对膀胱颈的压迫。

②因血块刺激引起，应及时抽吸清除血块，保持通畅。

③避免冷盐水刺激，采用25℃生理盐水冲洗膀胱，可减轻此并发症。

④如因膀胱功能性收缩引起，使用药物治疗。吲哚美辛栓直肠给药，吸收快、镇痛效果好。口服托特罗定片也可缓解症状。

⑤近年来采用硬膜外自控镇痛泵(PCEA)，可抑制膀胱痉挛，有效缓解疼痛，取得了确切的效果。

⑥术前告知患者可能发生上述不适症状，让患者有思想准备，积极应对，放松训练、分散注意力可缓解痉挛。

(4) 深静脉栓塞：TURP手术取截石位，小腿后部在支架上长时间受压，血流不畅，加上老年患者血黏稠度高、术后卧床易发生深静脉栓塞。

①术中使用高统弹力长袜。

②手术后适当活动及协助按摩双下肢，2～3次/日，10分钟/次。

③常规应用间歇式充气压力装置，每日2次，30～60分钟/次。

④停止冲洗后，更换尿袋，在医护人员的指导下尽早下床活动。

⑤避免使用止血药，必要时可应用小剂量肝素等药物预防。

(5) 急性睾丸附睾炎：发生于术后1～4周，主要是尿道内的细菌经射精管、输精管逆行感染而造成。

①留置尿管每日用安尔碘消毒尿道口2次，严格无菌操作。

②监测体温，有无畏寒、发热等症状。观察阴囊、睾丸有无红肿、疼痛。继发睾丸炎时应托高阴囊，辅以33%硫酸镁溶液外敷或红外线灯照射。

③遵医嘱使用抗生素预防感染。

(6) 术后排尿困难与尿潴留：术后拔出尿管，排尿不畅占6.5%，因血块阻塞、尿道黏膜水肿、逼尿肌无力、残余前列腺组织形成"活瓣"等所致。远期出现排尿困难，应考虑尿道狭窄，定期行尿道扩张或再次手术。

①了解排尿困难程度如排尿费力、排尿时间延长、尿线变细等。必要时再次留置尿管延迟拔管。

②选择在膀胱充盈时拔除导尿管可提早恢复患者的自然排尿成功率。

③鼓励患者饮水，每天至少3000ml左右，冲洗尿路。

④帮助患者分析排尿不畅的原因，树立信心，积极配合治疗。

(7) 尿失禁：手术后膀胱逼尿肌不稳定、无抑制性收缩，拔尿管后出现急迫性尿失禁。

①解释尿失禁的发生只是暂时性的，数天或数周内症状可逐渐缓解，3个月后即可恢复正常排尿，不必紧张。

②教患者进行盆底肌肉锻炼可缩短尿失禁的病程。

③膀胱区及会阴部热敷或电刺激。

④留中段尿常规和尿培养，控制可能存在的感染因素。

⑤真性尿失禁者可用假性尿袋，加强会阴部皮肤护理，给予心理疏导。

(四) 出院指导

指导患者适当休息，出院后3个月内避免过度活动，严禁抬举重物、骑车、跑步、性生活等，以免引起出血。合理膳食，多食新鲜的蔬菜、水果，忌烟、酒及辛辣刺激性食物，多饮水，保持大便通畅。注意会阴部卫生，防止逆行感染。术后1个月～3个月每隔10日要查尿常规1次以检查有无出血、感染等情况。注意排尿情况，如出现尿液变细、排尿困难、血尿等异常情况，应及时来院复查。增强机体抵抗力，注意保暖，防止呼吸道感染及尿潴留。

第二节　前列腺炎

前列腺炎是指由多种复杂原因引起的，以尿道刺激症状和慢性盆腔疼痛为主要临床表现的前列腺疾病。前列腺炎是泌尿外科的常见病，在泌尿外科50岁以下男性患者中占首位。尽管前列腺炎的发病率很高，但其病因仍不是很清楚，尤其是非细菌性前列腺炎，因此其治疗以改善症状为主。1995年美国国立卫生研究院（NIH）制定了一种新的前列腺炎分类方法，I型：相当于传统分类方法中的急性细菌性前列腺炎，II型：相当于传统分类方法中的慢性细菌性前列腺炎，III型：慢性前列腺炎/慢性盆腔疼痛综合征，IV型：无症状性前列腺炎。其中非细菌性前列腺炎远较细菌性前列腺炎多见。

一、病因与发病机制

细菌感染是Ⅰ、Ⅱ型前列腺炎的病因。90%～98%为革兰阴性菌，其中80%为大肠埃希菌，10%～15%为变形杆菌、克雷白杆菌、铜绿假单胞菌、沙雷菌属等，5%～10%为革兰阳性菌，主要为肠球菌，其他如链球菌、表皮葡萄球菌、类白喉菌等，但在细菌性前列腺炎中的致病性还未得出统一结论。绝大多数为单一细菌感染，很少出现两种或以上的混合感染。近年来随着淋菌性尿道炎患者的增多，淋菌性前列腺炎也受到重视。

一般认为感染的途径如下：

1.上行性尿道感染

细菌经尿道上行造成细菌性前列腺炎，如包皮过长、包皮炎、不洁性交、医疗中插管导尿等。淋菌性尿道炎时，细菌经前列腺管进入前列腺体内引起炎症。尿道器械应用时带入细菌上行，致前列腺感染。

2.排尿后尿道的感染

尿液逆流到前列腺管。由于前列腺、后尿道α-肾上腺能兴奋性增高，引起前列腺、后尿道、外括约肌、盆底肌肉痉挛，使得酸性尿液经前列腺在尿道开口逆流入前列腺管及腺组织。

3.直接扩散

直肠细菌直接扩散或通过淋巴管蔓延侵入前列腺。

4.血源性感染

常继发于皮肤、扁桃体、龋齿、肠道或呼吸道急性感染，细菌通过血液到达前列腺引起感染。

前列腺内尿液反流（IPUR）在前列腺炎发病机制中占有重要地位。由于尿液反流至前列腺的腺管内可引起"化学性前列腺炎"，它不仅是Ⅲ型前列腺炎的重要致病因素，而且尿液反流时将病原体带入前列腺内，亦是Ⅰ、Ⅱ型前列腺炎的重要感染途径。通过对前列腺结石进行结晶分析，发现结石是尿液成分而非前列腺分泌物，进而推测存在IPUR。Kirby等用含碳粒的溶液直接给前列腺炎患者做膀胱灌注，3日后发现患者的前列腺内均可见大量含有碳粒的巨噬细胞，亦提示存在IPUR。利用核素显像和尿流动力学研究，发现前列腺炎患者的IPUR明显高于正常人，且与尿道高压呈正相关。

后尿道神经肌肉功能障碍是前列腺炎的重要诱发因素。膀胱颈部功能紊乱和（或）骨盆肌群痉挛，使排尿时前列腺部尿道压力增大，易使尿道内的尿液逆流入前列腺，产生IPUR，从而引起"化学性"前列腺炎和前列腺结石，并使患者易感性增强，感染后也难以治愈。后尿道神经肌肉功能障碍常伴膀胱功能异常，与自主神经功能失调导致α-受体兴奋性增高有关，而前列腺局部炎症又可刺激病情加重。在对前列腺炎患者进行心理学调查时发现，患者存在明显的精神心理因素，主要表现为抑郁、恐惧、紧张等。由于精神心理因素的影响，引起全身自主神经功能紊乱，导致或加重后尿道神经肌肉功能失调。

前列腺炎患者前列腺液中常可以出现某些细胞因子水平的变化，例如白细胞介素1β（IL-1β）、肿瘤坏死因子α（TNF-α）、白细胞介素-6（IL-6）、白细胞介素-8（IL-8）、白细胞介素-10（IL-10）等，且其表达与症状及治疗反应均有一定的相关性，表明免疫反应参与了慢性前列腺炎的发病机制，并为免疫治疗前列腺炎奠定了基础。

微量元素锌在前列腺炎的发病机制中可能发挥一定作用。20世纪60年代Stamey首先发现前列腺液中有一种低分子的抗菌活性物质，将之称为强力抗菌因子（PAF）。后来证实这种强力抗菌因子是一种含锌的化合物，具有直接杀菌和活化提高组织抗菌能力的作用，是局部免疫防御机制的重要因子。Drach在20世纪70年代用实验证明正常前列腺液能够杀灭从慢性前列腺炎患者前列腺液中分离出来的细菌。因此，普遍认为锌在慢性前列腺炎的发生和发展中起重要作用。目前许多文献已证实慢性前列腺炎患者的锌含量明显降低。一些临床实践也证实，口服锌剂（锌硒宝）辅助治疗慢性细菌性前列腺炎，不但可缓解其临床症状（包括疼痛或不适症状、排尿症状），改善其生活质量，而且对尿道高压也有一定的缓解作用。

热休克蛋白70（HSP70）、氧自由基等，可能均在前列腺炎发病过程中发挥一定作用，但具体作用尚未明确。

慢性前列腺炎的发生可能也与遗传易感性有关，并确实存在一些慢性前列腺炎患者与健康男性遗传差异的证据。深入研究慢性前列腺炎的某些遗传特性改变可能发现慢性前列腺炎的易感原因，揭示前列腺炎的某些发病机制，预测前列腺炎的预后，为个体化治疗前列腺炎提供依据，并为寻找某个（些）特异基因表达改变或异常，进行前列腺炎的基因预防与治疗奠定基础。

前列腺的炎性改变，必然伴随着局部解剖结构和功能的改变，或者慢性前列腺炎本身就是局部解剖结构和功能变化的结果。盆底肌肉功能异常以及局部物理损伤、长期充血、尿道狭窄、精阜肥大、前列腺肿瘤、良性前列腺增生、射精管口阻塞、膀胱颈肥大等后尿道解剖结构异常，可以诱发局部细菌感染、盆底神经肌肉紧张、前列腺内尿液反流等不利因素，而这些均是造成局部疼痛和炎性反应的重要因素。

慢性前列腺炎的病因学十分复杂，尽管对其众多的发病机制有了相当程度的认识，但均无突破性进展。目前认为慢性前列腺炎可能是由于前列腺及其周围组织器官、肌肉和神经的原发性或继发性疾病，甚至于在这些疾病已经治愈或彻底根除后，其所造成的损害与病理改变仍然在独立地持续起作用，其病因的中心可能是感染、炎症和异常的盆底神经肌肉活动的共同作用。因此不能片面地强调某一因素的作用，任何单一器官或单一的发病机制都不可能合理解释前列腺炎众多复杂的临床表现，而往往是多种因素通过不同机制共同作用的结果，其中可能有一种或几种起关键作用。

二、急性细菌性前列腺炎的临床表现

急性细菌性前列腺炎即最新分类的 I 型前列腺炎，患者起病急、症状重，通常具有较为典型的临床表现，因此根据患者的临床表现进行诊断并不困难。但如果治疗不及时、不彻底，可发展成为前列腺脓肿，并可转为慢性细菌性前列腺炎，此型前列腺炎在临床上比较少见。

（一）诱因

疲劳、感冒、过度饮酒、性欲过度、会阴损伤及痔内注射药物均能诱发急性细菌性前列腺炎。

（二）症状

1.全身症状

突然发热、寒颤、乏力、虚弱、厌食、恶心、呕吐，突然发病时全身症状可掩盖局部症状。

2.局部症状

会阴或耻骨上区重压感，久坐或排便时加重，且向腰部、下腹部、背部、大腿等处放射；患者久坐不安。

3.尿路症状

尿频、尿急、尿道灼痛、尿滴沥和脓性尿道分泌物，膀胱颈水肿可致排尿不畅，尿线变细或中断，严重时有尿潴留。

4.直肠症状

直肠胀满，便急和排便痛，大便时尿道流白。

5.其他症状

可发生性功能异常，出现明显的勃起功能障碍（ED），性交和射精时的剧烈疼痛，并可偶见血精。

（三）并发症

急性前列腺炎容易引起的主要并发症如下：

1.急性尿潴留

急性前列腺炎引起局部充血、肿胀，压迫尿道，以致排尿困难，或导致急性尿潴留。

2.精囊炎或附睾炎及输精管炎

前列腺的急性炎症很容易扩散至精囊，引起急性精囊炎。同时细菌可逆行经淋巴管进入输精管的壁层及外鞘导致附睾炎。

3.精索淋巴结肿大或有触痛

前列腺与精索淋巴在骨盆中有交通支，前列腺急性炎症时波及精索，引起精索淋巴结肿大且伴有触痛。

4.性功能障碍

急性炎症期，前列腺充血、水肿或有小脓肿形成，可有射精痛、疼痛性勃起、性欲减退、性交痛、勃起功能障碍、血精等。

5.其他

急性前列腺炎严重时可伴有肾绞痛。上述症状并非所有病例均存在，有的早期只有发热、尿道灼热被误诊为感冒。

6.体征

直肠指诊：前列腺肿胀、触痛明显、发热，整个或部分腺体坚硬不规则。前列腺液有大量白细胞或脓细胞以及含脂肪的巨噬细胞，培养有大量细菌生长。但急性期不应做按摩，以免引起菌血症或脓毒血症。急性细菌性前列腺炎通常伴有不同程度的膀胱炎，做尿培养可了解致病菌及敏感药物。

急性前列腺炎患者如上述症状迁延7～10日以上，体温持续升高，白细胞计数及中性粒细胞增高，应怀疑形成前列腺脓肿，脓肿多见于20～40岁患者，以直肠症状及尿潴留较为多见。急性前列腺炎也可并发附睾炎、精囊炎和输精管炎，局部肿痛明显。

三、慢性前列腺炎的临床表现

慢性前列腺炎的临床表现多样化，常具有多种不同程度的排尿异常和下腹部、会阴疼痛不适，很多患者可以同时合并一些似乎与前列腺毫不关系的身体其他系统或器官的症状或全身症状，甚至可以完全无前列腺局部症状而主要以其他系统或器官的症状为主诉而求治。在不同患者或同一患者病程的不同时期或不同的生理状态下，其所表现的主要症状也可不尽相同。因此提醒临床医师应当注意对患者所描述的症状进行全面的了解与综合分析，尤其是对于那些具有用其他疾病难以解释的综合症状的成年或老年男性患者，更应高度重视其症状是否由于前列腺炎所致。

（一）排尿异常

排尿异常是慢性前列腺炎最常见的症状，主要表现为时轻时重或反复发作的尿道灼热或疼痛、排尿不适、尿频、尿急、尿痛、尿等待、尿不尽、大小便后出现"滴白"现象、多喝水尿量多时症状减轻等尿道感染或膀胱感染症状，严重感染者或合并良性前列腺增生者还可有夜尿、排尿困难、尿线无力甚至尿潴留等症状。由于后尿道黏膜的炎症性充血水肿，可以在排尿终末时，因膀胱颈与后尿道收缩而致炎症性肉芽创面损伤，表现为终末血尿；如果出现全程血尿，可能与后尿道黏膜血管破裂有关，但应该注意与泌尿结石或肿瘤相鉴别。

（二）下腹会阴部与腰骶部隐痛或不适

疼痛症状是慢性前列腺炎的主要症状，并显著地降低患者的生活质量。患者常觉得会阴部或前列腺区域（肛周、耻骨上下区、下腹部、腰骶部、腹股沟区、大腿内侧、阴囊、睾丸及龟头）有坠胀痛、酸胀痛或剧痛，并因此产生严重的焦虑情绪，甚至会觉得"生不如死"，而且有自杀倾向，这些症状主要来源于骨盆肌肉习惯性收缩和痉挛，由支配前列腺的神经所引起的反射性疼痛也是其重要原因。明显的会阴部或前列腺区域疼痛可能提示前列腺感染情况较为严重，剧烈的疼痛症状通常表示前列腺内有大量细菌或其他微生物等病原体存在，或者可能同时合并前列腺脓肿。患者的疼痛不适也可能与局部治疗所造成的损伤性刺激有关，例如激光或微波治疗、尿道插管的逆行性药物灌注以及不适当的局部注射等。

疼痛伴随的症状也不相同，表现为疼痛的痛苦程度、压抑、体能伤害、情感伤害、社会健康伤害，这对患者的生活质量和全面健康产生了巨大的影响。

（三）发热及寒战

发热及寒战症状比较少见，可见于革兰阴性菌感染所致的慢性细菌性前列腺炎患者，尤其是年老体弱者。表现为不明原因的长期不规则发热或低热症状，其体温可不规则地波动在37.5℃~39℃。发热症状与革兰阴性菌入血形成的菌血症或其释放的内毒素经前列腺内的毛细血管或淋巴管吸收入血形成的内毒素血症有关。有些患者在接受前列腺按摩之后出现的发热反应与按摩时对前列腺的过度挤压有关，使前列腺内的革兰阴性菌入血形成菌血症所致。

（四）对性功能和生育的影响

慢性前列腺炎对患者的性功能及生育功能都存在不同程度的影响。

1.对性功能的影响

主要表现为性功能减退，如性交时间短或早泄，可能与前列腺受到炎性刺激有关。勃起功能障碍与前列腺炎的关系尚不肯定，慢性前列腺炎并不直接损害阴茎勃起神经血管的功能。长期的不适感在患者心理上产生压力，使他们产生抑郁和担心，特别是对不了解本病的患者常会认为自己的性功能有问题，久而久之可能产生精神性勃起功能障碍。前列腺炎并发精囊炎时可以出现血精。

2.对生育的影响

精液的主要成分是前列腺液，而且自睾丸、附睾排出的精子必须经精浆包括前列腺液的营养、疏松，才具有与卵子结合的能力。慢性前列腺炎的患者其精液常规往往表现为精子活力较低，病死率偏高。前列腺炎患者的不育症发生率明显高于正常人群。

（五）对全身的影响

慢性前列腺炎除表现为局部泌尿系统症状外，亦可表现为变态反应性虹膜炎、关节炎、心内膜炎、肌炎等。

慢性前列腺炎患者往往表现出明显的精神症状，患者情绪紧张，精神压力大，长此以往可以导致全身乏力、失眠、多梦，容易疲劳、疑病和焦虑。这些患者常过分注意自己的健康状况，怀疑自己这也有病，那也不正常，并多方面地寻找证据来证实，不管医师怎么耐心解释也很难改变他们的疑病心理。虽然患者对医师的解释与治疗常持怀疑态度，但求治心理又相当迫切。前列腺炎与精神症状的关系尚不明确，精神紧张为什么会导致前列腺炎，前列腺炎怎么又产生精神神经症状，值得进一步研究。精神症状与个体的人格特征有直接的内在联系，所以不同的慢性前列腺炎患者，表现出精神症状的程度可以千差万别。

一些患者可伴有肛门坠胀、大便改变等消化道症状，可以表现为大便稀频、干燥或干稀交替。个别患者可能以肠道改变为唯一症状而就诊于综合医院的消化内科，久治不愈后偶尔检查前列腺液才得以确诊。

（六）慢性前列腺炎各个亚型的基本临床特点

1.Ⅱ型前列腺炎

慢性细菌性前列腺炎，也就是最新分类的Ⅱ型前列腺炎，发病率较低，仅占慢性前列腺炎的5%左右，多数患者往往有泌尿系统感染和反复发作的尿道炎病史，往往缺乏急性前列腺炎的全身症状而以局部表现为主。虽然慢性细菌性前列腺炎可由急性细菌性前列腺炎迁延而来，但多数患者都无急性前列腺炎的病史。

2.Ⅲ型前列腺炎

（1）ⅢA型前列腺炎：慢性非细菌性前列腺炎，也就是最新分类的ⅢA型前列腺炎，发病率较高，约占前列腺炎的60%，是病因不明的前列腺炎，临床症状与慢性细菌性前列腺炎较为相似，临床上难以区分。在患者的前列腺液或尿液标本中均不能检出细菌，但可以检出其他病原体。

（2）ⅢB型前列腺炎：前列腺痛属于最新分类的ⅢB型前列腺炎，即非炎症性慢性骨盆疼痛综合征，是由非感染因素引起或未发现有肯定感染因素的，以会阴、下腹和腰骶部疼痛及排尿异常为主要症状的一组病症。ⅢB型前列腺炎具有一般前列腺炎的临床表现，但其前列腺按摩液（EPS）内却不存在炎症和感染的任何证据。

四、Ⅳ型前列腺炎

美国国家健康机构（NIH）最新分类特别提出的Ⅳ型前列腺炎是无症状的炎性前列腺炎（AIP）。患者可以无任何主观症状，往往很难发现，只有当他们因为血清前列腺特异抗原（PSA）水平增高而怀疑前列腺癌进行活检时，或因为男性不育症进行精液分析时才偶然发现和诊断。

四、辅助检查

长久以来，医师与患者都习惯或完全接受对前列腺炎进行细菌培养等多种多样的辅助检查，并且可能因此而发现这类患者出现症状的原因。但是如果我们完全依赖这些检测技术，同时将诊断性检查完全放在针对前列腺本身，将必不可免地导致难以对许多患者的病情做出合理的解释或检查结果完全正常，根本无任何原因可以解释。因此，从不同的角度思考问题，可能会更加完善我们对前列腺炎临床症状的认识与合理解释，例如注意观察并检查盆底肌肉的功能状态、了解周围组织器官（前列腺、膀胱、输精管、精囊等）之间的相互作用、传递感觉与运动信号的阴部神经功能状态等，尤其是盆底肌肉、组织器官和神经之间的彼此相互作用。

（一）实验室检查

对前列腺炎的定位诊断和病原学诊断在客观上要依据前列腺分泌物（前列腺液）、按摩前列腺前后的尿液（VB1、VB2、VB3）、精液和血液等的细胞学检查及病原体培养检查结果。许多临床医师往往采用经验性广谱抗生素治疗前列腺炎，因而一些学者提出，既然检查结果并未对我们治疗患者起决定性作用，那么耗费大量的人力物力来明确区分前列腺炎和尿道炎以及准确诊断炎症的病原体意义何在？实际上，精确的诊断可以帮助更加特异的有效治疗，尤其是对于特异性病原体感染引起的前列腺炎。

聚合酶链反应（PCR）检测可以特异性地检测前列腺液内的某种特异性病原体，在临床上为诊断淋球菌、衣原体、支原体、结核杆菌、某些病毒等特异性感染提供了可靠的依据，但由于影响PCR反应的因素十分繁多，容易出现假阳性或假阴性结果，且PCR检测已经治愈患者的阳性结果持续时间比细胞培养结果持续时间更长，因此不建议用于常规临床诊断和判断治疗效果的依据。

1.前列腺液检查

前列腺炎患者前列腺按摩液（EPS）的细胞学检查是实验室诊断的基本方法，主要包括EPS的常规检查、EPS内的微量元素测定（锌、镁、钙）、氧化应激作用、内毒素浓度检测。还可以进行前列腺液比重、前列腺抗菌因子、枸橼酸、酸性磷酸酶、溶菌酶等的分析。EPS白细胞数量是区分慢性前列腺炎亚型的主要手段之一，但由于炎症定位分析实验技术的固有缺陷，使得对EPS、VB3和精液内白细胞的分析结果波动较大，而NIH的前列腺炎分型中虽然描述了慢性前列腺炎/慢性盆腔疼痛综合征（CP/CPPS）的炎症和非炎症亚型，但却未明确给出诊断标准，因此造成了一定程度的认识混乱，尚未取得圆满解决。

前列腺液的病原微生物检查是诊断前列腺炎的重要手段之一，但是由于前尿道内可能存在多种微生物，可能会影响常规细菌培养诊断结果的准确性，在具体分析结果时应该十分慎重。Meares-Stamey的"四杯法"实验作为慢性前列腺炎下尿路的炎症（白细胞）和细菌定位分析的标准方法，在临床实践中并不经常使用，但是其检测结果却对初次就诊（尚未接受过任何治疗）的患者选择治疗方案（抗感染）有一定的参考价值。一些学者建议使用简捷的"二杯法"来进行炎症和细菌的定位分析，尤其是在难以获得前列腺液的情况下意义更大。Nickel等（2006）进一步证明了"二杯法"与"四杯法"的检测结果有高度的一致性，为"二杯法"的替代检查奠定了基础。由于细菌感染在CPPS（NIH分类Ⅲ型前列腺炎）中的作用存在广泛的争议，许多临床医师对CPPS患者不进行常规的细菌培养，其理由如下：

（1）多数培养结果是阴性或者是假阳性。

（2）无论细菌培养结果是阳性与阴性，都要应用抗生素，抗生素的选择还主要是根据经验选择（药物对推测病原体的抗菌谱和前列腺的药动学）而不是药物敏感试验。

（3）传统的培养方法可能遗漏很多病原体。

2.尿液检查

对于急性前列腺炎患者，尿常规检查可发现大量脓细胞，尤其以初始或终末期尿液为著，中段尿细菌培养结果常为阳性。血液细菌培养偶可阳性，但临床上并不常规进行。

到目前为止，还无确切的证据表明单纯尿液检查在慢性前列腺炎筛选中的价值，但传统的四杯试验定量检测尿液中的细胞成分对于判定炎症细胞的来源，从而诊断感染的部位非常重要。专家一致建议，对所有患有尿频、尿急、尿痛或血尿（肉眼或镜）应做尿细胞学检查，当然应该包括对CP/CPPS患者的检查。

3.精液检查

前列腺的病理生理变化可以影响精液的某些成分，从而可以通过分析精液中某些成分的变化来诊断和鉴别诊断前列腺疾病，尤其是在提取前列腺液比较困难的患者中，对精液的检查可以起到重要的补充作用，并可以对患者的生育能力进行评价。因此，前列腺炎患者进行精液分析的指征包括难以获得前列腺液者，例如前列腺按摩失败或禁忌按摩前列腺的情况；具有肛肠疾病而不能进行前列腺按摩的患者；前列腺炎同时合并男性不育者。

4.血液检查

（1）血常规检查：对急性前列腺炎患者进行血液细胞学检查可发现白细胞总数增高，尤其是中性粒细胞数量显著增高。慢性前列腺炎患者的血液细胞学检查可无任何异常发现。

（2）血清PSA水平测定：前列腺炎可以引起血清PSA水平明显升高。对于血清PSA水平持续升高而反复活检只有炎症表现的患者，基本可以确定PSA水平升高是由炎症引起，从而排除前列腺癌。

5.免疫反应的检测

（1）C-反应蛋白：在各种炎症、组织损伤等情况下炎症局部的C-反应蛋白（CRP）也可发生沉积，CRP测定在慢性前列腺炎的诊断、分型、判断疗程等过程中具有一定的参考价值，对疗效判断也有一定的意义。

（2）体液免疫：测量前列腺液中的免疫抑制酸性蛋白（IAP）和抗原特异性IgA、SIgA和IgG、IgM等免疫球蛋白水平对诊断有帮助，还有助于制订前列腺炎患者的治疗方案和判定细菌性前列腺炎患者对治疗的反应情况。

（3）细胞免疫：前列腺液内细胞因子水平可以作为新的临床指标来诊断、特征化和有效治疗CPPS患者，作为传统的前列腺液白细胞计数和微生物分析的重要补充。

6.前列腺内组织压力测定

前列腺炎患者的前列腺内组织压力明显增高可以用于对前列腺炎的诊断和分类。

7.尿流动力学检查

前列腺炎患者在尿流动力学方面主要表现为尿流率下降、下尿道阻力增加、膀胱功能改变和逼尿肌-括约肌的协同失调。

（二）病理诊断

由于对前列腺炎患者的诊断和治疗无须手术切除前列腺或不必一定要进行活检。常规对前列腺炎患者进行病理学评价没有必要，也不可行，只有在可能合并其他疾病或鉴别诊断时，例如怀疑存在局部的恶性病变，才使得前列腺组织活检病理分析成为必要手段。前列腺组织中的炎性细胞主要是淋巴细胞、单核细胞、活化的巨噬细胞和肥大细胞，中性粒细胞、嗜酸性粒细胞、嗜碱性粒细胞和浆细胞占少数。炎性细胞主要分布在腺体周围，其次是间质组织，分布于腺体的炎症细胞最少。炎性细胞的聚集方式多样，以多灶性和弥散性分布最常见。

在不同学者的相关研究报道中，由于活检取材方法（细针穿刺与手术切除之组织块）、取材量、部位、取材点数、取材途径（经会阴、经直肠、经尿道）等的不同，造成了结果的巨大差异。Difuccia（2005）建议，在自发性前列腺炎组织中，经直肠穿刺取自前列腺尖部、中部移行带或外周带的前列腺组织炎症常呈多灶性，且分布在腺体和腺体周围，此标本可较好地评价前列腺的炎症。2001年，由北美慢性前列腺炎协作研究网（CPCRN）和IPCN制订的慢性前列腺炎组织学分类系统，是目前最新的和最具权威性的分类方法，但前列腺炎病理改变的诊断标准并不十分明确。

研究发现，慢性前列腺炎的病理改变与复发性尿路感染或活检时细菌培养阳性等均无一致性，慢性前列腺炎的组织病理学所见与临床症状也并不总是相一致的，一些学者因此对组织病理诊断前列腺炎提出了质疑。除细菌外，其他各种可引起组织损伤的病因也可引起相同的非特异性炎症改变，各个类型的慢性前列腺炎的病理组织学变化无差异。因此，前列腺的病理组织学检查对治疗的指导价值不大，仅可用于评价前列腺炎的临床过程，或诊断特殊类型的前列腺炎，如肉芽肿性前列腺炎。

（三）影像学诊断

影像学诊断对于前列腺疾病的临床诊断和鉴别诊断是极有帮助的，在正常前列腺和患有不同疾病的前列腺可显示不同的图像特征。主要检查方法包括超声诊断、放射诊断和造影检查。经直肠前列腺超声扫描（TRUS）检查前列腺是十分常用的技术，主要用于引导局灶性疾病的细针抽吸或活检。尽管 TRUS 还不能作为前列腺炎的决定性诊断依据，但 TRUS 检查可以显示前列腺囊肿、脓肿结石、膀胱颈梗阻、前列腺增生、前列腺癌以及精囊疾病，这些疾病或异常可以误诊为前列腺炎或可以与前列腺炎同时存在，因此 TRUS 可以为临床诊断和鉴别前列腺炎提供间接依据。通常 TRUS 的正常检查结果可以伴有异常的前列腺液检查结果，但是正常的 TRUS 检查结果以及正常的前列腺液有助于前列腺痛的进一步确诊。此外，TRUS 检查还可以发现慢性前列腺炎的少见形式，例如肉芽肿性、嗜酸性以及结核性慢性前列腺炎。

（四）特殊检查

1.尿道探查

对于怀疑有尿道狭窄，可能是造成患者频繁排尿异常的主要原因者应进行尿道探查，并可以作为尿道狭窄和慢性前列腺炎的一种治疗措施。但对于存在急性尿道感染或尿道内存在不明原因出血的患者禁止进行尿道探查，以免使感染扩散或加重出血。

2.膀胱镜检查

对于前列腺炎合并排尿困难或前列腺炎合并血尿者，应进行膀胱镜检查。

3.腹腔镜检查

广泛应用于以往需要进行开腹探查的疑难患者，但是在慢性前列腺炎的诊断与鉴别诊断中的应用价值有限。

五、疼痛护理

（1）疼痛发作时可手法按摩肾俞、膀胱俞、阴陵泉、足三里等穴 15～20 分钟。

（2）给予耳穴埋籽。主穴：肾、输尿管、交感等穴；配穴：肺、膀胱、皮质下、神门。

（3）局部给予适当保暖，避免受寒冷刺激，严禁使用高温度热水袋。

（4）疼痛烦躁时注意分散患者注意力；运用精神疗法缓解疼痛，如听音乐、深呼吸、运动松弛疗法等。

六、排尿异常护理

（1）鼓励患者多饮水，每日饮水量不少于 1500ml，以达到清热利湿之效。

（2）遵医嘱及时准确留取尿标本送检，定期检测血常规变化。

（3）注意保持个人卫生，保持外阴清洁，勤换内衣裤。

（4）尿失禁的患者，指导患者练习收缩肛门动作，每日50～100次。

七、饮食护理

饮食宜清淡，富营养，易消化，多食新鲜蔬菜水果，忌辛辣、煎炸、肥甘、烟酒等刺激之品。西医学证明，锌与前列腺炎的发病有密切关系，在患者的食物方面要选择富含锌的食物。

1.主食及豆类的选择

可选用有利尿作用的主食，如粳米、小米、面粉、赤小豆、绿豆、黄豆、黑豆等含有丰富的大豆异黄酮类食物。

2.蔬菜的选择

冬瓜、南瓜、黄瓜、西葫芦、萝卜、苦瓜、白菜、海带等。以上蔬菜多可利尿、通利小便。其中菜心、茄子还可清热解毒，散血消肿。

3.水果的选择

西瓜、甜瓜、苹果、葡萄、柑、橘子、菠萝、甘蔗等。

4.肉蛋奶的选择

有些肉类食品有利尿作用，如瘦肉、鸡肉、鸡蛋、白鸭肉、鲤鱼、青鱼、银鱼、黄鱼、鲈鱼等，另外鸡肉、贝类还是硒的最佳来源，蚝、牡蛎则含有丰富的锌元素。

5.其他食物的选择

如小麦胚芽、芝麻、花生、核桃、松子、葵花子、南瓜子都含有大量的锌元素，前列腺患者可适当多食。

此外，建议多吃黑色素含量高的食物，比如黑豆、黑米、黑芝麻、核桃、黑木耳等。动物肉类、鸡蛋、骨髓、樱桃、桑葚、山药等也有不同程度的补肾功效。

八、使用中药护理

（1）口服中药时，应与西药间隔30分钟。

（2）中药注射剂应单独使用，与西药注射剂合用时须前后用生理盐水做间隔液。

（3）中药坐浴时，注意观察水温及局部皮肤情况，防止烫伤。

九、心理护理

前列腺炎患者的心理特点是腼腆害羞，患者感觉难为情而隐瞒病情。因病程长，患者往往感觉忧郁悲观，焦虑多疑。因此，在心理护理方面，护士承担很大任务。

（1）建立良好的护患关系，护士要做到急患者所急，想患者所想，让患者体会到护士的同情心和责任心。尊重患者的隐私，当患者向护士吐露心声时要严格为患者保密。

（2）明确告诉患者前列腺炎是可以治疗的常见病，要帮助患者树立战胜疾病的信心，有综合治疗的耐心，克服不良习惯的决心，经积极系统的治疗，前列腺炎是可以治愈的。

（3）明确告诉患者前列腺炎并非都是性病引起，不一定影响性功能。

（4）疏导启发患者"移情易性"，增加其自我调节能力，将精神注意力从疾病上转移向其他方面，积极参与有益于身心健康的活动，锻炼宜从小运动量开始，以身体适应为度，争取长期坚持一项适合自己的体育运动，减轻心理负担，消除焦虑情绪。

十、出院指导

（1）告知患者要调畅情志，轻松工作、学习、生活，尽可能远离应激状态，使自己处在和谐环境中，消除压力。

（2）不饮酒、不吸烟、不饮浓茶及浓咖啡，忌食辛辣之品，并注意总结可能引起症状加重的食品，不再服食。

（3）不宜久坐，不宜长途骑车、骑马、驾车，并防止局部受寒。

（4）按时作息，劳逸结合，节制性生活，保持旺盛的精力。

（5）加强体育锻炼，坚持每日30分钟以上的体育活动，不仅有利于慢性前列腺炎的康复，对整个身体健康也十分有利。

6.不可憋尿，憋尿会造成膀胱过度充盈，排尿发生困难。

十一、预防保健

（一）急性前列腺炎

（1）尽早到正规医疗机构诊治，最好根据尿液、前列腺液及血液细菌培养的结果选用抗生素，一般在结果没出来前可以根据临床经验联合运用两种抗生素进行抗感染，而后根据细菌培养及药敏结果加以必要的调整。

（2）卧床休息，保持大便通畅，禁食辛辣等刺激性食物，多饮水。

（3）急性期不作前列腺按摩，禁止尿道器械检查，以免感染扩散，引起败血症等。

（4）禁忌房事，避免前列腺及邻近组织器官进一步充血、肿胀，引起尿潴留。

（5）预防感冒、受凉，不要骑自行车和久坐。

（6）下腹部、会阴部热敷或热水坐浴。

（7）避免会阴部受潮湿阴冷刺激，疼痛剧烈时可加服镇痛药物。

（二）慢性前列腺炎

1.建立规律的性生活

慢性前列腺炎患者要提倡性生活，但必须是有规律的性生活，以便定期排出精液，这样也就能够促进前列腺液的排出，促使前列腺液不断更新，也能使其中的细菌或炎性物质及时排空。此外，精液的定期排出，可以缓解前列腺炎的不适症状。建立性生活规律要做到三点：一是不能过于频繁，否则因前列腺反复与持久充血，反而带来适得其反的后果。最好每5～7日性生活1次；二是不能忍精不射，这会诱发与加重前列腺炎；三是注意性器官卫生，尤其是应该洁身自好，切忌滥交，这样可以最大限度地减少前列腺逆行细菌感染的机会。

2.戒除不良嗜好

首先应该戒酒，至少不能够大量饮酒或酗酒，酒是一种有血管扩张作用的饮品，酒精成分最容易诱发前列腺充血，导致慢性前列腺炎不易治愈，即使治愈也非常容易复发；其次戒烟，香烟中的烟碱、焦油、亚硝胺类、一氧化碳等有毒物质，不但可以直接毒害前列腺组织，而且还能干扰支配血管的神经，影响前列腺的血液循环，也可以加重前列腺的充血；第三，少饮浓茶，因为浓茶中的鞣酸会刺激胃黏膜并引起消化不良，进而引起便秘，如直肠内聚集大量粪便，会加重邻近前列腺的充血。

3.饮食调节

1.多饮水，以保证每日至少有1500～2000ml的排尿量，使细菌及财清除，减少前列腺逆行感染的机会。

2.尽可能少吃刺激性食物，例如辣椒、胡椒、洋葱、大葱、韭菜等，防止引起血管扩张与器官充血。

3.慢性前列腺炎患者应以清淡食品为主，多吃新鲜蔬菜与水果，防止便秘。特别提倡多吃一些含锌成分多的食物，例如苹果、南瓜、南瓜子、番茄、腰果、花生、芝麻、牛奶和豆类等，因为锌作为微量元素在前列腺内含量较其他组织高，能参与抗菌的作用。

4.提高身体抵抗力

经常户外活动和体育锻炼，尤其作一些促进膝部、大腿、臀部、会阴等部位的肌肉运动，如太极拳、慢跑、饭后散步等，可促进全身包括前列腺局部血液循环，有助于前列腺液排出，同时帮助药物迅速到达前列腺内，提高药物的治疗作用，还可缓解慢性前列腺炎引起的各种表现，从而有助于前列腺的功能恢复。但要注意的是，运动量要适可而止，要选择力所能及的运动项目，避免骑跨运动，如骑自行车、摩托车、骑马等。

此外，防止感冒、不要熬夜、避免疲劳、注意休息等，都能够帮助人体保持良好的抵抗力。

5.注意局部保暖

注意下半身会阴部的保暖。不久居寒湿之地，防止寒邪入体，造成前列腺及周围的肌肉群发生痉挛性收缩，加重前列腺炎的症状。

应当养成每日热水坐浴的习惯，通常的方法是每日早晚各1次，将会阴部和肛门浸泡于热水中，水温42℃左右，每次20分钟左右，可促进会阴部的血液循环，增强前列腺内部的抗菌能力。不过对那些尚未生育的未婚男性，需避免水温过高，以免影响患者的生精功能。

6.及时治愈原发疾病

许多疾病都容易累及前列腺，应该及早治疗。包茎或包皮过长，最容易藏污纳垢，要及早作包皮环切手术。膀胱炎、尿道炎诱发前列腺炎的概率特别高，必须及时采用抗菌药物控制，肛门直肠周围的疾病，例如肛周脓肿、感染性痔疮等，也要及早治疗，否则也会累及前列腺。

7.切忌久坐久骑

长久坐位或长时间骑自行车、摩托车、助力车、骑马，尤其路面不平而颠簸，一方面会阴部与前列腺受压，阻碍了血液循环的畅通，也造成前列腺导管引流不畅；另一方面也会造成骨盆底部及会阴部肌肉痉挛性收缩。因此慢性前列腺炎患者，不易久坐，要经常变换体位适当休息；骑车、骑马时，一次不超过30分钟，每天不超过2小时，并且车的坐垫头部不要上翘，以免增加对会阴部压迫的力度。

第七章　老年骨质疏松症的护理

第一节　概述

随着预期寿命的延长和人口结构的改变，以及人们生活方式的转变，骨质疏松症已成为一个世界范围的、重要的、日益突出的公共健康问题。资料表明，1994年美国有2400多万人患骨质疏松症，骨质疏松症排到美国妇女死亡原因的第四位。仅在美国和欧洲，每年大约有250万人因骨质疏松症引起骨折，仅此项医疗费用大约每年230亿美元。在中国，60岁以上的老年人骨质疏松症的发病率为59.89%。

骨质疏松症是一组全身性的骨骼疾病，其特征是骨量减少和（或）骨组织微细结构破坏，因此导致骨强度下降，骨脆性增加，极易发生骨折。骨质疏松包括骨量减少、骨质疏松症和骨质疏松性骨折三个阶段。

一、病因学分类

骨质疏松症的病因很多，基于目前有限的认识，将骨质疏松按病因学分为三大类，一类为原发性骨质疏松症，主要是由于增龄所致的体内性激素突然减少及生理性退行性变所致；第二类为继发性骨质疏松，它是由于疾病或药物所诱发的。第三类为特发性骨质疏松，多见于青少年。一般伴有遗传病史，女性多见。妇女哺乳期和妊娠期所致的骨质疏松往往也列入此类骨质疏松症。

（一）原发性骨质疏松症

（1）Ⅰ型：绝经后骨质疏松症。
（2）Ⅱ型：老年性骨质疏松症。

（二）继发性骨质疏松症

（1）内分泌。
①肾上腺皮质：库欣病、慢性肾上腺皮质功能减退症（艾迪生病）。
②性腺疾病：非正常绝经性骨质疏松、性腺功能减退。
③垂体：肢端肥大症、垂体功能减退。
④胰腺：糖尿病。

⑤甲状腺：甲状腺功能减退、甲状腺功能亢进。

⑥甲状旁腺：甲状旁腺功能亢进。

（2）骨髓：骨髓病、白血病、淋巴病、转移瘤、戈谢病、贫血〔镰状细胞贫血、地中海贫血〕，血友病。

（3）药物：类固醇类药物、肝素、抗惊厥药、免疫抑制剂。

（4）营养：维生素C缺乏和维生素D缺乏和维生素A、D过多以及钙缺乏、蛋白质缺乏。

（5）慢性疾病：慢性肾病、肝功能不全、胃肠吸收障碍综合征、慢性炎性多关节病。

（6）先天性：成骨不全、高胱氨酸尿症。

（7）失用性。

①全身性：长期卧床引起的肢体瘫痪、宇宙飞行引起的失重。

②局部性：骨折后。

（三）特发性骨质疏松症青少年骨质疏松症。

（1）青壮年、成年人骨质疏松症。

（2）妇女妊娠、哺乳期骨质疏松症。

二、骨质疏松的病因

一般认为骨质疏松症的发生通常是遗传、激素、营养、生活方式和环境等因素相互影响的复杂结果。错综复杂的病因，综合起来有雌性激素的减少、降钙素的减少、钙的吸收减少、活性型维生素 D_3 的减少、运动量的减少、甲状旁腺素的增加。

三、骨质疏松症的危险因素

（一）种族

白种人、北欧后裔及亚洲人种患骨质疏松症的危险高于黑人。

（二）性别

骨质疏松症在老年人中女性比男性更常见。

（三）年龄

骨密度随增龄而下降，骨折率随增龄而上升，所以年龄是骨质疏松症最明确的危险因素。

（四）低体重和低体重指数

身体骨架小（体重小于57.6kg身材瘦弱者，骨量低下，易患骨质疏松症）。

（五）家族史

父母有过髋部骨折，子女发生骨折的危险也增加。

（六）营养

钙摄入不足或钙吸收障碍。

（七）性激素低下、月经初潮晚、未经产、早绝经、过度运动引起闭经、雌激素缺乏，会发生骨质疏松症

（八）生活方式

吸烟、高度饮酒、过多饮用咖啡及饮料等。

（九）缺乏体力活动和身体锻炼

长期久坐及卧床者，患骨质疏松症的危险性高。

（十）患有影响钙代谢性的疾病或长期服用影响钙代谢的药物

如糖皮质激素、利尿剂等。

以上诸因素常常用来评估某个体患骨质疏松症的危险性，其中种族、性别、年龄、生活方式等因素的影响更明显。

四、骨质疏松的病理

（一）病理学特点

骨质疏松的主要病理变化是骨基质和骨矿物质含量减少。对骨质疏松症患者的长骨组织横断面和纵切面观察以及对椎体、骨盆骨等的切面观察，均表现为骨皮质变薄。这是由于骨皮质的内面被破骨细胞渐进性吸收所引起的。一般成骨细胞的激活尚正常，但出现破骨细胞的转化异常，以致破骨细胞的数量增多，骨的吸收增加。与此同时，松质骨的骨小梁体积变小、变细，骨小梁的数量减少，使骨髓腔明显扩大，并常常被脂肪组织和造血组织所填充。

（二）组织学特点

通过组织形态学观察和组织形态学测量，可以直接和准确地分析骨质疏松症骨的静止和动态的细胞、组织的异常变化，特别是骨的有机质、骨细胞、破骨细胞、骨单位和骨小梁的基本结构变化和所占比例的改变。发现骨细胞逐渐减少，部分骨细胞核固缩，空骨陷窝数量逐渐增加，哈佛系统以外的空骨陷窝可以达到75%之多，其周围的鞘增厚，骨小管变短且数量减少。

第二节　骨质疏松症的临床表现及治疗原则

一、骨质疏松的临床表现

原发性骨质疏松症的临床表现主要为疼痛、驼背及身高缩短、脆性骨折。

（一）疼痛

疼痛是骨质疏松症最常见、最主要的症状，是由于骨转换过快，骨吸收增加导致骨小梁的破坏、消失，骨膜下皮质骨的破坏均可引起全身骨痛。骨质疏松症患者早期疼痛常常不明显，开始多表现为腰背部的沉重感和全身的疲劳感，也可以表现为起床或起立时疼痛。随着疾病的加重，逐渐出现阵发性疼痛，活动时加剧。疼痛也可以在日常生活的正常活动中加剧，如上下楼梯等。腰背疼痛患者也可以伴有四肢酸软无力等症状。

（二）身高缩短、驼背

身高缩短、驼背是骨质疏松症的重要体征，是椎体发生慢性累积性变形和压缩性骨折的结果。由于病变累及多个椎体，经过数年，可使脊柱缩短10～15cm，从而导致身材变矮，其特点是身长短于双臂水平伸直时的指间距，特别是活动度大、负重量大的椎体（如第11、12胸椎和第3腰椎）变形显著，甚至发生压缩骨折，均可使脊柱前屈度增加、后凸加重而形成驼背畸形。随着年龄的增长，身长缩短及驼背畸形程度也随之加重。

（三）骨折

骨质疏松症极易引起骨折，常为患者首发症状和就医原因。其特点为：

（1）多发于日常活动中，如身体扭转、乘车颠簸、持物不当等，跌倒可能是其最主要诱因。

（2）临床上主要发生在富含松质骨或应力较集中的区域，主要在髋部、胸腰椎、桡骨远端、肱骨近端及踝部，其中尤以髋部骨折最为严重。由于骨折后必须要卧床，故容易发生肺炎、静脉炎、泌尿系统感染及心脑血管异常，据国外报道，有10%～20%的患者在发病第一年内死亡，一半的患者生活不能自理。

（3）骨折的发生与年龄、绝经时间有一定关系。

（四）其他表现

脊柱向后侧凸对腹腔造成压迫，可致内脏下垂，常有便秘、腹胀、食欲减退；对胸腔压迫，形成裂孔疝，导致食物通过障碍或反流性食管炎，出现上腹部和下胸部疼痛与不适。

胸、腰椎压缩性骨折，脊椎后弯，胸廓畸形，可使肺活量和最大换气量显著减少，肺上叶前区小叶性肺气肿发生率可高达40%。肺功能随着增龄而下降，若再加上骨质疏松症所致胸廓畸形，患者往往可出现胸闷、气短、呼吸困难等症状。

二、骨质疏松症的诊断及治疗

（一）诊断方法

（1）生化检查：生化检查包括反映骨形成和骨吸收的两大类指标，可作为诊断骨质疏松症的参考。骨形成的指标主要有血清碱性磷酸酶、血清骨钙素及血清Ⅰ型前胶原展开肽。骨吸收的指标主要有血清钙及空腹尿钙与肌酐的比值、空腹尿羟脯氨酸与肌酐的比值、尿吡啶啉和脱氧吡啶啉及血抗酒石酸酸性磷酸酶。

（2）放射学检查：常用的X线检查部位为脊柱、骨盆、股骨颈、腕部及掌骨。最初表现为骨小梁减少、变细和骨皮质变薄，以后骨小梁结构模糊不清或呈格子状，椎体可有压缩骨折。值得注意的是，单纯X线检查对诊断早期骨质疏松意义不大，因X线片能看出骨质疏松时，骨量丢失已达30%～50%。

（3）骨量测定：对本病早期诊断及预测骨折危险性、评估疗效有重要意义。目前较常使用的是单光子骨密度吸收仪、双能X线吸收仪和定量超声测定。

由于骨量测定仪器的发展，由此测定的骨含量和骨密度已作为诊断骨质疏松症的金指标。

（二）骨质疏松症的治疗

至目前为止，骨质疏松症的治疗尚无很好的方法，已经压缩的脊椎骨折也不能使其复原。治疗的目的主要是恢复骨量，防止骨量继续丢失，缓解症状，预防和治疗骨折提高生活质量。

1.药物治疗

（1）钙剂：补充钙剂可使负钙平衡转变为正钙平衡，有利于骨的重建。如钙吸收正常，每日补钙1～1.5g即可。每100毫升新鲜牛奶中含钙量为125mg。各种钙剂中以碳酸钙较好。目前主要钙剂药物品种有碳酸钙、盖天力、复方氨基酸螯合钙（乐力钙）、葡萄糖酸钙（葡萄糖酸钙片）等。补钙时必须在临睡前服1次，以纠正后半夜及清晨的低血钙情况，防止因低血钙反馈刺激甲状旁腺引起的骨吸收。

（2）二磷酸盐：单纯补磷对骨质疏松无益，无机磷可降低血钙。动物实验显示，二磷酸盐可减少骨量丢失，目前主要品种有羟乙磷酸钠。

（3）维生素D及其活性产物：当肠钙吸收有困难时宜补充维生素D。在有肝、肾功能不良的情况下，维生素D的羟化受限，此时应补充活性维生素D产品，目前应用较多的有1，25（OH）$_2$D$_3$、活性维生素D。使用维生素D及其活性产物时，必须补充足够的钙。

（4）性腺激素：雌激素可降低骨组织对甲状旁腺激素的敏感性，抑制成骨细胞向破骨细胞转化，降低空腹血浆钙、磷及尿钙，并使血浆1，25（OH）$_2$D$_3$升高。雌激素类通常使用炔雌醇或戊酸雌二醇。雄激素衍生物直接刺激骨形成，使尿钙排出降低。雌激素与雄激素联合应用，症状可以改善，其钙存留效果较单纯使用一种好，副作用也较少。目前较多用的药物，女性患者为替勃龙，男性患者为十一酸睾酮。

（5）降钙素：降钙素可减少骨吸收，老年人血中降钙素水平降低。目前常用的药品有密盖息（鲑鱼降钙素）、益钙宁鲑鱼降钙素。使用降钙素时必须同时使用钙剂。

（6）氟化钠：氟化钠可通过刺激骨硬化与直接刺激骨细胞而促进骨形成。1973年，Riggs建议对骨质疏松进行以下治疗：每日给予NaF50mg以刺激骨形成，碳酸钙1g/d维生素D50000U/次，每周2次，以防新形成骨矿化不全及继发性甲状旁腺功能亢进，另外给予雌激素。在骨质疏松的治疗上，可分四个步骤，即激活、抑制，简称ADFR。A为1周左右，D约为1个月，F约2~3个月。在完成ADF后停顿一段时间（约2~3个月），再重复治疗2~3个疗程。

（7）中药："肾主骨"理论是中医治疗骨质疏松症的理论基础，临床研究证实，济生肾气丸对老年性骨质疏松所致的疼痛有效，且与维生素D合用，可防止骨量丢失。

2.其他治疗

脉冲电磁场疗法、针灸和推拿对骨质疏松症的疗效已得到初步肯定。另外，还可增加皮肤日光照射，进行适当体力活动，以及对证治疗等。

第三节　骨质疏松患者的护理

一、建立良好的生活方式

（一）合理膳食

1.选择含钙量高的食品，保证充足钙的摄入

钙是形成骨组织的主要成分，增加钙摄入可以纠正负钙平衡，抑制骨吸收，有利于骨重建。根据我国28个省、市的调查，我国每日人均钙的摄入量仅540mg，远远低于我国营养学会推荐的每日膳食中钙的供给量800mg，青少年应1200mg。为了预防骨质疏松症的发生，从胎儿开始保持足够钙摄入，获得最佳骨峰值，孕妇及哺乳期宜摄入高钙，1000~1500mg/d；青少年钙摄入量每日宜为1200~1500mg，40~59岁妇女钙摄入量每日宜为1200mg，老年人每日不宜低于1000mg。

通过膳食来源达到最佳钙摄取是最优的办法，而奶制品是钙摄入的最佳来源。睡前饮一杯牛奶或酸奶，可减少夜间的骨吸收。其他含钙丰富的食物有鱼类、肉禽类、豆类、海带、紫菜、虾皮、小鱼、香菇、木耳、芝麻酱、坚果等。

2.补充维生素D及维生素A，促进钙吸收和利用

维生素D可以使得钙质滞留在肠道，进入血液中。同时肾脏中的维生素D可以帮助钙质吸收，如果缺乏维生素D，钙质就会很快被排泄掉。近年临床研究指出，应用维生素D治疗骨质疏松症的患者，可以获得防止有意义的骨量减少和骨折频度的降低等多项临床效果。进食含维生素D丰富的食物约400g/d可促进钙的吸收。鱼肝油、沙丁鱼罐头、鲮鱼、鲑鱼、鸡肝、蛋黄均含有丰富的维生素D。维生素A参与骨有机质胶原和黏多糖合成，有利于骨骼钙化。肝脏、蛋黄、鱼肝油及红、黄、绿叶蔬菜含有丰富的胡萝卜素，在肝脏转变为维生素A。

3.避免高钠、高蛋白饮食，减少钙流失

高钠饮食，钠重吸收增多，钙的排出增加。一般摄入NaCl不超过6g/d。蛋白过度摄入后尿中钙离子排出增加，最终引起钙离子缺乏。

（二）加强体育锻炼，塑造坚强骨骼

体育锻炼是增加骨密度、降低骨丢失的重要措施。因为峰值骨量形成的关键时期在青少年阶段，而且峰值骨量的高低与骨质疏松症的发生有负相关关系。为了预防骨质疏松症，要大力提倡青少年参加体育锻炼、户外活动和日光浴，使峰值骨量达到理想水平。中年人要坚持适当的负重锻炼，以维持峰值骨量，减少骨量丢失。老年人更要坚持每周3～4次的锻炼，每次不少于30～60分钟，防止和减少骨量丢失。骨质疏松症早期患者常因髋、膝、腰背关节疼痛及活动障碍，影响行走、上下楼梯及起立，可鼓励患者根据体力按计划进行合适的活动和运动。

1.运动类型

美国运动医学会推荐的骨质疏松症预防运动方案是力量训练、健身跑和行走。另外，抗阻训练在防治骨质疏松方面的效果已经肯定。阻力训练至少每周2次，而阻力训练（握拳、上举、抬膝等）相对于其他运动项目（跑步、游泳、登山、球类等）具有简单、易于操作、便于控制和不受场地限制等优点，对于预防骨质疏松症应用前景广阔。

2.运动量

在不引发疼痛及疲劳范围内，运动强度越大，对骨的应力刺激也越大，也越有利于骨密度的维持和提高。

3.运动时间和频率

对一般有氧运动来说，运动强度大，时间可短些；运动强度小，时间应长一些。运动频率方面，以次日不感疲劳为度，一般采用每周运动3～5次为宜。坚持长期有计划、有规律的运动，有利于延缓骨质的流失。

（三）养成良好的生活习惯

良好的生活习惯对预防骨质疏松症有重要作用，应注意从青少年时期开始养成，包括不吸烟、酗酒、大量饮用咖啡；生活有规律，保证充足的睡眠；经常进行体育锻炼和户外活动。

二、加强健康教育，加强高危人群的监测

（一）健康教育

积极开展社区健康教育，宣传和普及有关骨质疏松症的基本知识，包括病因、表现、危害及预防护理对策，引起大家的重视。

（二）危险度自测

建立骨质疏松症危险度自测是搞好自我保健、预防骨质疏松症的重要环节。

（三）高危人群检测

加强对骨质疏松症高危人群的监测，通过定期测量骨密度和骨量，早期筛选出骨量降低者，以便及时进行治疗，防止骨折等并发症的发生。

三、症状的护理

（一）疼痛的护理

1.疼痛的评估

疼痛是骨质疏松症患者最常见的症状，也是影响其生活质量的主要原因之一。由于疼痛往往存在的时间比较长，患者会习以为常地忽略这种疼痛。护士在收集患者资料时，需要一定的技巧。

检查患者身体时，注意按照体检的顺序，从头到脚仔细检查，不要遗漏。如果发现患者有疼痛，要注意明确疼痛的部位、性质、程度。另外，还要询问患者有无其他方面的异常感觉，如刺痛、麻木感、肌肉痉挛、震颤或不由自主动作等。同时，要收集出现疼痛及其他症状的诱发因素、时间、缓解方法等资料。

2.缓解疼痛的方法

教会患者在日常生活中应用一些简单有效的方法缓解疼痛。

（1）指导患者放松骨骼肌的方法，减轻疼痛强度。如因病情需要长时间处于同一体位或下肢抬高时，应在膝下垫软枕，将患肢置于膝关节屈曲位，减轻腰部压力，还可以利用枕头或棉被支撑疼痛部位。

让患者了解保暖的重要性以及热对缓解肌肉疼痛和痉挛的作用，睡前温水浴或温水泡脚，睡眠时穿足够的衣服及利用足够的褥子、被子和毯子保暖，可以有效地防止肌肉痉挛和缓解疼痛。

（2）教会患者掌握正确的动作要领或利用辅助器械，减轻肌肉骨骼的疼痛。

3.骨折的预防

骨质疏松最终结局就是骨折，每年因骨质疏松导致的骨折大于百万病例，且椎体骨折

最常见。骨折发生率随年龄的增加而增长，特别是75岁以上年龄组的。女性发病多于男性，在不同部位有不同比例。前臂远端骨折为5：1；脊柱骨折为7：1；髋部骨折为2：1。

同时，又因骨质疏松的存在，将会影响骨折的愈合。骨折会导致患者长期卧床，进一步加重肌肉萎缩和骨质疏松，并且长期卧床引发呼吸系统和心血管系统的并发症，严重者甚至会导致死亡。因此，必须十分重视骨质疏松并发骨折的预防。

根据流行病学研究结果，目前认为骨质疏松症的发生与性别、年龄、营养、遗传、内分泌、生活方式、疾病状态、用药情况等危险因素有关。必须明确评估危险因素，区分是否可控，对于决定是进行骨密度测量和指导患者进行必要的治疗具有积极的临床价值。

避免跌倒是预防骨质疏松性骨折的重要方面。除骨强度降低外，骨质疏松性骨折常存在骨外因素，如跌倒、骨骼受力大小与方向，其中跌倒尤为重要，更应引起重视，因为引起跌倒的大部分情形是可以避免的，特别是老年人容易跌倒，骨骼受伤的机会增多。因此，预防骨折除积极治疗骨质疏松，增加骨量、改善骨强度外，更应加强保护，防止跌跤，以免发生骨折，特别是对于严重骨质疏松症或老年患者。

老年人常患有许多可引起跌倒的疾病，如心脏病、高血压、脑血管疾病、小脑共济失调、视听功能障碍、骨关节病、肌肉萎缩无力等，还有糖尿病降糖治疗中发生低血糖、睡眠障碍服用镇静安眠药影响平衡功能等情况。仔细评估上述疾病，评价其日常活动时的体位改变和行走动作，并提出和采取针对性的建议与措施。

生活环境中某些障碍物是造成老年人跌倒的常见原因，如不合适的垫子或地毯、磨损的楼梯、乱扔的果皮、溜滑的地面、昏暗的灯光，以及场地拥挤和交通事故等。应告诫患者时刻注意这些危险因素的存在，避免摔倒，必要时采用髋部保护器等措施，以保护骨骼免受外力的冲击。

（二）老年期抑郁症

1.临床表现

情绪低落、兴趣缺乏；自责、自罪、自我评价低；思维迟缓和有妄想症状，甚至产生厌世想法和自杀观念；意志消沉，严重者可表现为不语不动、不吃不喝；入睡困难，早醒或睡眠不深和噩梦；食欲减退，多伴有体重下降；记忆减退，存在比较明显的认知障碍；重度抑郁发作者，常自感极度忧伤、悲观、绝望，内心十分痛苦。

2.护理措施

（1）心理护理

1）减轻心理压力。帮助老年人正确认识生存的价值；阻断老年人的负性思考，提高其自身的心理素质，增强其应对心理压力的能力。

2）建立有效的护患沟通：鼓励其抒发内心感受，并耐心倾听，注意运用非语言沟通。

（2）日常生活护理：改善睡眠状态；加强营养，增进食欲；督促、协助老年人完成自理。

（3）安全护理：严格执行护理巡视制度，尤其对于有自杀企图者；评估自杀原因和可能的自杀方式；提供安全的环境；成立自杀者监护小组，给予企图自杀者重新生活下去的动力。

（4）注意观察药效和不良反应：使用抗抑郁症的药物时，要严格掌握适应证和禁忌证。

（5）健康指导：介绍有关抑郁症的知识，指导家庭应对技巧，进行日常生活指导。

参考文献

[1]万家豫，袁为群，沈珣.老年护理[M].西安：第四军医大学出版社,2015.

[2]邸淑珍.老年护理.北京：中国中医药出版社,2016.

[3]程云.老年护理.上海：复旦大学出版社,2016.

[4]彭蓓.老年护理.上海：第二军医大学出版社,2015.

[5]生加云.老年护理.北京：人民军医出版社,2015.

[6]周立平，杨雪琴，冷育清.老年护理.武汉：华中科技大学出版社,2015.

[7]董翠红，杨术兰.老年护理.北京：中国科学技术出版社,2014.

[8]杨亚娟，卢根娣.老年护理.上海：第二军医大学出版社,2013.

[9]张建超，刘长娟.老年康复护理手册.石家庄：河北科学技术出版社,2015.0

[10]尚少梅.老年护理基本技能.北京：中央广播电视大学出版社,2015.

[11]宋明进，姜晓静，张居卫.老年病诊疗与护理.青岛：中国海洋大学出版社,2015.

[12]张宵艳，王珏辉，姬栋岩.老年护理技术.武汉：华中科技大学出版社,2015.

[13]王聪敏，余明莲，李海涛.老年护理手册丛书皮肤科常见病护理手册.北京：中国医药科技出版社,2018.

[14]张盈，杨磊，石英.老年常见病护理指引.昆明：云南科技出版社,2016.

[15]王东旭，金霞，刘令仪.实用老年家庭护理操作指南.天津：天津科技翻译出版公司,2017.

[16]张晓培.老年病防治与护理.上海：上海交通大学出版社,2014.

[17]王海霞.老年护理.上海：同济大学出版社,2012.

[18]徐军.常见老年慢性病的防治及护理.杭州：浙江大学出版社,2016.

[19]马燕兰，侯惠如.老年疾病护理指南.北京：人民军医出版社,2013.

[20]张振香.老年人全方位护理指南.郑州：郑州大学出版社,2015.